U0397446

吕秀华◎编著

攻克传染病

科学研究的智慧与启迪

华东师范大学出版社
·上海·

图书在版编目（CIP）数据

攻克传染病：科学研究的智慧与启迪/吕秀华编著. —上海：华东师范大学出版社，2020
ISBN 978－7－5760－1103－6

Ⅰ. ①攻… Ⅱ. ①吕… Ⅲ. ①传染病防治－普及读物 Ⅳ. ①R183－49

中国版本图书馆 CIP 数据核字（2021）第 001186 号

攻克传染病
——科学研究的智慧与启迪

编　　著　吕秀华
策划编辑　张俊玲
项目编辑　刘祖希
特约审读　李　鑫
责任校对　李琳琳
装帧设计　卢晓红　沈　悦

出版发行　华东师范大学出版社
社　　址　上海市中山北路 3663 号　邮编 200062
网　　址　www. ecnupress. com. cn
电　　话　021－60821666　行政传真 021－62572105
客服电话　021－62865537　门市（邮购）电话 021－62869887
地　　址　上海市中山北路 3663 号华东师范大学校内先锋路口
网　　店　http://hdsdcbs. tmall. com

印 刷 者　常熟高专印刷有限公司
开　　本　787×1092　16 开
印　　张　14.75
字　　数　196 千字
版　　次　2020 年 12 月第 1 版
印　　次　2020 年 12 月第 1 次
书　　号　ISBN 978－7－5760－1103－6
定　　价　68.00 元

出 版 人　王　焰

吕秀华老师的这本书翔实地介绍了人类同传染病斗争的历史，深入剖析、提炼医生和科学家们同传染病战斗的智慧，并解读如何把科学研究方法运用到培养未来科学家的学校教学中。语言生动，形式新颖独特，是了解传染病科学史，培养科学家精神、培育科学素养的好教材。

蒋华良

2020 年 12 月 12 日
于中科院上海药物研究所

序

我们原以为大规模"传染病"已经成为历史，远离了现代人类的生活，然而，新冠疫情在全球范围内蔓延，因感染新型冠状病毒而死亡的人数触目惊心，这在医学高度发达的今天，为百年内罕见。

重新回顾人类战胜传染病的历史，我们发现从最古老的天花到现代三种冠状病毒引起的传染病：传染性非典（SARS）、中东呼吸综合征（MERS）和新冠肺炎，无一不是在全世界医生和科学家艰苦卓绝的努力奋斗下而取得了胜利或者控制了疫情。攻克传染病的医学家和科学家以及他们团队的智慧是最值得剖析和借鉴的，他们的工作都是建立在疫情突发的背景下，在死亡的威胁中与时间赛跑，他们的人道主义、科学精神、创新素养迸发出无穷的力量，救人类于水深火热之中，他们用智慧撑起一个绿色通道，屏蔽了瘟疫和死亡。作为长期从事于感染性疾病临床诊治的科学工作者，我亲历数次现代瘟疫，深深体会到这种智慧传承的重大意义。正所谓居安思危，防患于未然，而培养出智慧并具有创新素养的下一代医生和科学家是我们人类健康的最好保障。

吕秀华老师的这本书明线是在回顾攻克传染病的历史事件，但作者并不是简单记录事件经过，而是聚焦每个传染病攻克过程中的科学家和科学研究本身，选取历史上典型的几次瘟疫，从时间跨度上展示了人类如何从任其宰割，到发现病原、发现药物以及发明疫苗的全过程，展现了科学技术进步对人类最终战胜传染病的重大作用，并对重大发现的研究过程进行了解析，用思维导图的形式勾勒出研究过程，作者把每次传染病的发生和传播以及科学家的研究放在特定的历史地理背景下进行分析，虽然笔墨不多，但是能对读者全面辩证看待问题进行科学的引导。在精析攻克传染病的科学研究历程的基础上，从科学精神和科学方法的角度解读科学家成功的秘诀，进一步阐释未来科学家养成的关键是在研究中培育创新素养。

"以人为鉴，可知得失；以史为鉴，可知兴替。"攻克传染病的科学史是我们的宝贵财富，了解科学史的主要目的是学习和借鉴，本书将带领读者走进攻克传染病的科学史，再从历史回到现实，回到每位青少年成长中来。几位中学生的科学研究案例虽然稚嫩，确是我们的希望所在。人类同传染病的斗争永远不会休止，未来的天空就是要靠新一代的科学家们撑起。

2020 年 12 月 6 日

3　第 3 章　火眼金睛：发现病原　　　　　　055

4　第 4 章　锻造铠甲：疫苗发明　　　　　　088

5　第 5 章　磨刀霍霍：药物研发　　　　　　108

9 第 9 章　创新课题：微生物领域课题研究　　202

前　言

有史以来，人类就在不断地与疾病斗争。这部疾病斗争史，或以波及地域之广，或以夺取无辜性命之多，或兼而有之，境况之惨烈，令人不堪回首，从某种程度上说，与人类的战争史相比有过之而无不及。

面对病魔，人类曾一度默默忍受，任其宰割，只能寻求神灵的庇护。但是，"不在沉默中爆发，就在沉默中灭亡"，人类的精英们在黑暗中摸索着，寻求战胜病魔的尚方宝剑。我国古代天花盛行，我们的祖先最先发明人痘接种术，广传世界各国，为儿童解开"阎王扣"，并于1796年借琴纳之手催生第一种疫苗，人类的第一件铠甲——牛痘。1928年英国细菌学家亚历山大·弗莱明发现青霉素，加速了抗生素和抗病毒药物的研发，人类终于在与传染病的斗争中占据了上风。

作为生物教师的我，在课堂上经常和同学们以旁观者的口吻和心情谈论着天花、黑死病这些遥远的传染病。惊心动魄的数据吸引着学生的眼球，激发起了他们的好奇心、求知欲。有时我们不自觉地会产生一种现代人的优越感，我们就像讨论一部部灾难片一样，怀着悲悯之心回顾瘟疫的历史，所有人都认为这些致命灾难统统被厚重的历史和现代医药埋入了十八层地狱，即使有艾滋病、疟疾等个别病魔小妖兴风作浪，也仅限于生活不自律的人或者缺医少药的不发达地区，医学研究的重心集中在治疗人体组织器官病变和对抗衰老上。

然而，2003年春天，由冠状病毒引起的SARS如同一记重拳迎面击来，这场现代瘟疫首发于广东，扩散至全球多个国家和地区，历时大约半年时间，在政府和人民的共同努力下才终于退场。这场抗疫战争在中国大陆留下的 5 327 人感染、349 人死亡的惨烈数字载入了现代文明时期的传染病史。SARS 事件是新中国历史上第一次因突发公共卫生事件导致的一次巨大的社会危机，当全世界都在积极研制疫苗之时，SARS 却神奇地消失了，让我们高高举起的铁拳只能在空中飞舞。

时光流逝，中国人民渐渐从 SARS 的噩梦中苏醒过来，17 年后，几乎与 SARS 在一年内的同一时间，2019 新型冠状病毒（2019 - nCoV）引起的肺炎击中了湖北武汉这座历史重镇。2020 年 1 月 25 日，全国 24 个省、市、自治区启动重大突发公共卫生事件一级响应，在没有特效药物，没有疫苗，没有免疫力的情况下，我们面对普遍易感的病毒，以最原始的检验、隔离、消毒措施预防病毒，以最勇敢的医务工作者和志愿者们救治患者，保护易感者，以身体的不自由换取呼吸自由，我们共同见证了现代化的管理与医学防护相结合造福人类的时刻。

随着令人闻风丧胆的天花于 1979 年从地球上消失，麻风病和脊髓灰质炎几乎灭绝，古老的传染病差不多都偃旗息鼓了。除了卫生防疫部门警钟长鸣，人们大脑中"防疫"这根弦在不经意间变得松懈了，然而，病魔也在推陈出新，甚至死灰复燃。"魔高一尺"之时，要"道高一丈"可能尚需时日。

2020 年 2 月 25 日，武汉封城 33 天了，我怀着迫切的心情，拿起了笨拙的笔，读读写写，写写停停，回顾那远去的历史，分析整理传染病的故事，倾听在征服传染病的道路上创造的一个个辉煌。我们重走科学家对病原生物的发现之路，总结疫苗和药物的研究方法，分析巴斯德、科赫这些研究传染病的鼻祖们创世纪式的科学研究过程，试图归纳总结还原其一二，分析科学大师们独有的智慧，进而展示笔者辅导的几位中学生完成的微生物相关的小课题研究案例，它们虽稚嫩却如一股清流，让我们有希望看到"江山代有人才出""长江后浪推前浪"，如能给后浪读者以些许启发，本书的写作初心也就达成了。

上 篇

追寻研究真相

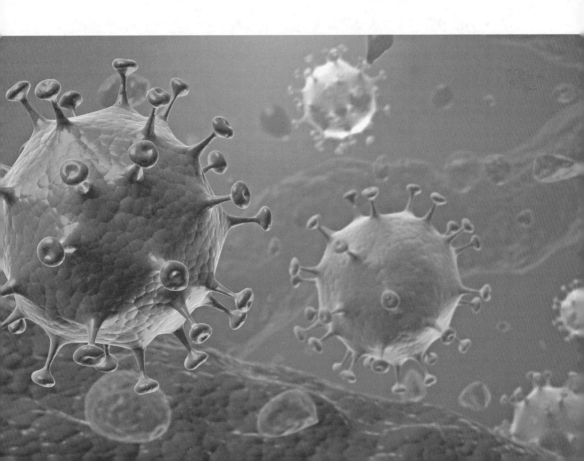

瘟疫历史

- 2 400 多年前雅典瘟疫

- 公元 6 世纪鼠疫

- 17—18 世纪天花

- 19 世纪霍乱

- 19 世纪狂犬病

- 19 世纪结核病

- 19 世纪末第三次鼠疫

- 19 世纪登革热

- 1918 年西班牙流感

- 1994 年印度发生大规模鼠疫

- 1995 年非洲出现埃博拉出血热

- 1996 年英国疯牛病

- 1997 年中国香港禽流感

- 1998 年东南亚"尼巴"病毒性脑炎

- 21 世纪非洲裂谷热

- 2002 年美国西尼罗热

- 2002—2003 年 SARS

- 2004 年禽流感

- 2007 年欧洲口蹄疫

- 2009 年猪流感

- 2015 年中东呼吸综合征

- 2019 年新冠肺炎

第1章　群"魔"乱舞：瘟疫肆虐

　　想必大家都听说过潘多拉（Pandora）魔盒的传说。古希腊传说中，智慧之神普罗米修斯创造了人类（男人），并成为人类的老师和保护神，在众神开会讨论人类的权利和义务时，普罗米修斯为了减少人类给诸神献祭的负担而欺骗了众神之王宙斯，宙斯很生气，拒绝给人类生活所必需的火种，以惩罚普罗米修斯对他的欺骗，普罗米修斯偷出天火交给人类，激怒了宙斯，宙斯决定要让灾难降临人间。宙斯让他的儿子火神仿照女神的模样创造出一个集所有魅力于一身的美丽女人，取名叫潘多拉（Pandora）。宙斯给潘多拉一个密封的盒子，里面装满了诸神给人类的赠品——祸害、灾难和瘟疫，让她送给娶她的男人，作为送给人类的礼物。美丽的潘多拉带着这个盒子来到人间，普罗米修斯的弟弟被她的美丽所吸引，不听哥哥的劝告娶她为妻，并接过了宙斯的礼物，潘多拉打开盒子，无尽的祸害、灾难和瘟疫流入人间。

　　大千世界，生物之间、生物与环境之间在合作中斗争，在斗争中共存，从自然视角看生物圈，作为物质循环和能量流动的渠道，食物链和食物网把所有的生物体串联起来，在这张网中的不同个体或不同物种，无论有无细胞结构，无论高等低等，都是不可或缺的一环。在这张网中，人类是特殊的存在，人类是唯一处于食物网中，利用它供能，又逐渐凌驾于它之上的物种。在漫长的进化长河中，人类的祖先自从能够直立行走，就把双手解放出来用于制造和使用工具，虽然在体格上从来没有处过绝对优势，但发达的大脑和灵活的双手终将使现代人高居食物链的顶端。人类的智慧在于，虽居于高位，俯视众生，但深知自然法则，在尊重自然规律的前提下谋生存谋发展，以求实现人类与自然的和谐共存和可持续发展。

回首历史，人类除了和所有生物一样面临自然灾害的考验，还要面对同类之间的战火硝烟，传染病（古称瘟疫）往往是这些灾难的帮凶，尤其在其尚处于医学认知盲区时期，很多时候传染病对人类的伤害远远超过了武器和天灾。

从古至今，恶性传播性疾病是全人类的梦魇。自有文字记载以来，就已经有了瘟疫的身影。

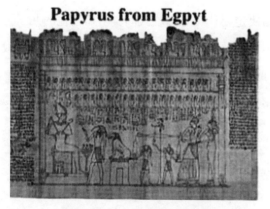

图 1-1　最早的有所考证的传染病大约在 4 000
多年前埃及莎草纸书上记载

公元前 2 000 多年，古巴比伦王国用楔形文字在泥板上记录下来的英雄叙事史诗《吉尔伽美什》（The Epic of Gilgamesh）——目前已知世界上最古老的文学作品中就提到了"神的天谴"，即瘟疫。大约同时代的埃及文献提到埃及法老对瘟疫的恐惧。在公元前 1000—前500 年完成的讲述犹太人历史的《圣经·旧约》里，数十次直接提到"瘟疫"，这些史料都说明中东地区遭遇瘟疫的历史和中东文明史一样悠久。

古巴比伦王国位于现在的伊拉克共和国的版图内，于公元前 18 世纪建立，位于两河流域（幼发拉底河和底格里斯河），是四大文明古国之一（古巴比伦、古埃及、古印度、中国），缔造了最古老的苏美尔文明，创造了楔形文字。

表 1-1 公元前有记载的几次瘟疫

时间	地区	资料记载
公元前约 2700 年	古巴比伦	《吉尔伽美什》
公元前约 2000 年	古埃及	埃及文献
公元前 1300 年	中国	甲骨文
公元前 1000—前 500 年	古埃及、犹太王国	《圣经·旧约》
公元前 430—前 429 年	雅典	《伯罗奔尼撒战争》

古罗马帝国从公元前 27 年持续至公元 1453 年，公元 115 年版图达到最大，之后逐渐衰落。这个雄霸地中海沿岸、世界古代史上国土面积最大的帝国最后灭亡，一个重要的原因是从公元 165 年开始的断断续续持续了几个世纪的大瘟疫。

表 1-2 古罗马各时期的瘟疫及影响

时间	区域	影响
公元前 509—前 27 年	罗马共和国	11 次
公元 65 年	罗马城	
公元 165—180 年	罗马帝国安敦尼王朝	至少持续 15 年
公元 251—266 年	罗马帝国	持续 15 年
公元 542—750 年	查士丁尼时期及以后的罗马帝国	首次在君士坦丁堡持续 4 个月，每日死亡 10 000 人

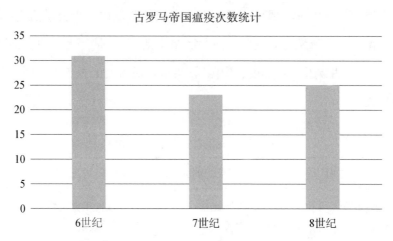

图 1-2　古罗马帝国在 6、7、8 三个世纪共发生的瘟疫次数

　　传染病的传播需要在人群相对密集的条件下才可能产生，人类在远古时代以狩猎为生，居无定所，以部落形式散居，由于食物供应量不能保证，部落内人口总数持续偏低，又由于活动范围有限，所以史学家们认为文明社会之前的人类面临的瘟疫威胁并不大。大河流域往往是人类文明的发源地，中国的长江和黄河、印度的恒河和印度河、古巴比伦的幼发拉底河和底格里斯河、古埃及的尼罗河分别孕育了古代的东西方文明。由于水利资源丰富，便于发展农业，农耕社会的到来使人类结束了狩猎时代的风餐露宿、食不果腹的原始生活，人口得以增长，城市逐渐形成。在种植农作物的同时，对动物的驯化饲养也越来越多，人和动物的接触越来越密切，农耕社会促进政治经济文化发展的同时，也为传染病病原体的生存和传播提供了便利条件，这在很大程度上解释了最古老的瘟疫为什么都先后出现在古巴比伦、古埃及、中国和印度这些文明的发源地。

　　地中海以其独特的地理位置，成为沟通亚欧非三大陆的交通枢纽。位于地中海沿岸的国家，民族众多，宗教信仰不同，依赖航海技术和港口贸易，各种文明相互影响、频繁更迭，这片海洋似乎从来没有平静过。发达的海上运输促进了商品交换和工业发展的同时，也为各种瘟疫的传播提供了扩散的通道，一种全新的瘟疫登陆陌生的大陆后就会以锐不可当之势给当地住民带来毁灭性的灾难。

中国古代商周时期史书中就有瘟疫的记载，传染病的名称多种多样，如疟、疥、蛊等。两汉以后，随着人口逐渐密集，疫病流行的频率逐渐增多，范围逐渐扩大。由于朝代更迭，史料不连续、不系统，多而繁杂，不同史学家和研究者统计时依据的史料不同，统计结果差异很大，多有重复或疏漏。总体规律表现为：南方疫病频率高于北方，春夏季高于秋冬季。

元明清时期疫情暴发达到顶峰，其间战乱及自然灾害的叠加，或加重了该时期的疫情。明清之前的疫病种类包括：疟疾、痢疾、伤寒、天花、麻疹、结核病、狂犬病、麻风病以及各种寄生虫病，明清时期出现了更严重的霍乱和鼠疫。

灾疫流行时，地方官吏均要上奏皇帝，记录在册。《大明英宗睿皇帝实录》卷之二百五十三记载：

景泰六年五月，巡抚南直隶左副都御史邹来学奏："天之灾异何时无之，未有如今日之甚，民之饥馑何地无之，未有如苏松之甚者……奈何疫疾流行，非徒苏松，其嘉湖常镇亦然，有一家连死至五七口者，有举家死无一人存者，生民之患莫重于此。"

第 1 节　雅典瘟疫

斯巴达和雅典是古希腊时期位于地中海和爱琴海之间的两个著名城市，地理位置相隔不远，但政治制度和文化有很大差异，两城邦的矛盾由来已久且错综复杂。斯巴达人勇武好战，因为拥有强大陆军而称霸一方，

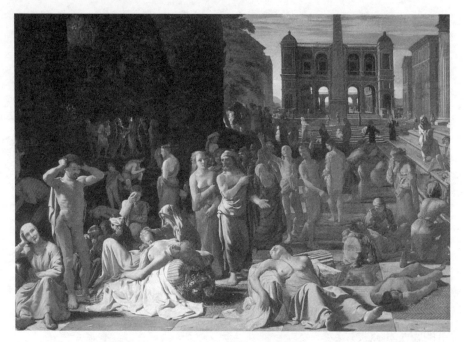

图1-3　《雅典鼠疫》[比利时] 米希尔·史维特斯（美国洛杉矶博物馆）

随着雅典海军逐步强大，对传统霸主构成了威胁，公元前431年5月，斯巴达国王阿奇达姆斯（Archidamus）率领伯罗奔尼撒同盟军入侵雅典的阿提卡大区，战争正式拉开。斯巴达军队充分发挥陆地作战优势，雅典海军派出100艘战舰攻击斯巴达沿海要塞，双方不分胜负，然而，一场意想不到的灾难降临雅典人头上。战争的第二年夏季，雅典城内暴发瘟疫。修昔底德是雅典人，作为这场战争的将军之一，亲眼目睹了战争和瘟疫的过程，并且撰写了从公元前431年到公元前411年的战争史，这部巨著被后人取名为《伯罗奔尼撒战争史》，其中记载雅典瘟疫的情节非常详尽，因为他自己也患上此病，之后幸运地活了下来。

据说，这种瘟疫过去曾在毗邻利姆诺斯的地区和其他地方流行过，但是在人们的记忆中从来没有哪个地方的瘟疫像雅典的瘟疫这样严重，或者说伤害过这么多人命。医生们完全不能医治这种疾病，医生自己死亡最多，因为他们与病人接触最频繁。在神庙中祈祷，询问神谕，诸如此类的办法，都同样地毫无用处，直到最后人们完全为病痛的威力所征服，他们也不再求神占卜了。

"通常看不出有什么显著的发病原因。健康状况良好的人都是突然地头部发高烧，眼睛变红，发炎，口腔内喉咙或舌头往外渗血；呼吸不自然，不舒服。这些症状出现后，便是打喷嚏，嗓子嘶哑；接着就是胸部疼痛，剧烈地咳嗽；之后，腹部疼痛……身体内部高热难耐，以致患者脱掉所有衣服，他们最喜欢纵身跳入冷水中……不管他们喝多少水，症状都没有丝毫缓解。大多数病人都是在第七天或第八天由于体内的高热而死亡。如果患者度过了这个时期，病痛便进入肠道，出现严重的溃烂，并且伴有严重的腹泻，由此使病人气力衰竭，通常都是这样死去。"

"……大量的人无法遏制地死去了。垂死者的身体相互堆积在一起，半死的人在街道上四处打滚……"

也有幸免于难的，"因为这种疾病从头部发起，进而传遍身体各部，一个人纵或幸免于死，其四肢也会留有它的痕迹。这种疾病蔓延至生殖器、手指和脚趾，许多人丧失了这些器官的功能，有些人还丧失了视力。还有些人在他们开始康复的时候，完全丧失了记忆力……"

得了这种传染病后痊愈的病人就有了免疫力，修昔底德记载："最同情病人和垂死者的，是那些自己得了瘟疫后来痊愈的人，这些人从亲身经历中知道病痛的情况，并且不再为自己担心了，因为从来没有人第二次得这种病，即使第二次染上这种病，也不会致死的。"

雅典人民在战争的残酷蹂躏和瘟疫引起的病痛的双重压力下，身心俱焚，出现信仰危机甚至道德沦丧，伟大的历史学家修昔底德，在战争和瘟疫横扫他的家园、吞噬他的同胞时，在自己也面临死亡的威胁时，冷静地面对死神并且进行翔实的记录，为后人研究雅典瘟疫提供了宝贵的史实资料，然而，雅典瘟疫是现代传染病中的哪一种，至今并没有定论，研究者们曾提出各种猜测，认为是天花、麻疹、鼠疫、斑疹伤寒中的一种，并认为是斑疹伤寒可能性大。

第 2 节　天花盛行

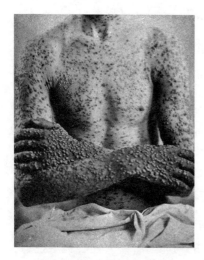

图 1-4　一位天花患者

天花是一种古老的疫病，早在 2 000 年前，古代中国、印度和埃及的古医书中，就有相关记载。中国古代最早记录天花的史料是在两晋时期葛洪所著的《肘后备急方》中，较完整地记述了西晋（265 年—316 年）末年天花的病症。病人从头脸到四肢都长出豌豆大小的疱疮，隋唐时期人们形象地称之为"豌豆疮"，到了宋朝的医书中，天花才被称为"豆疮"，后来被称为"痘疮"。

天花是由天花病毒引发的烈性传染病。天花病毒是一种直径 20～400 毫微米的微生物，经呼吸道进入人的体内。天花病毒主要靠空气中的飞沫传播，速度极快。在感染天花病毒后的潜伏期中，感染者一般没有不舒服的感觉，但潜伏期一过就会突然发烧、乏力和头痛。潜伏期过后的两至三天，病人开始全身发疹。紧接着，疱疹开始灌浆，逐渐形成脓疱，同时伴有疼痛。此时病人的体温再度升高。经过 10 到 14 天，体温渐渐下降，脓痂逐渐干缩，或者破裂结痂，最终成为"痂盖"。再经过 2～4 周的时间，"痂盖"自然脱落。天花的病死率一般可达 25%，有时甚至高达 40%，儿童中的致死率更是惨烈，达 75%，侥幸存活者，也会留下永久性的瘢痕（如脸上的麻子）或失明。

唐朝时期，天花流行甚广，主要在儿童期发病，我国民间甚至有俗语说："生了孩子只一半，出了天花才算全。"医生们发现，得病的孩子如果痊愈，终生不再得病，于是民间开始有人发明种痘预防天花，这是我国人民对世界医学的巨大贡献。

到了明代，天花由于极易传染，病死率高，成为最普遍的常见病，染病和死亡几乎成了每个孩子必经的考验，由于是常见病，详细记载的资料反而很少见。名医万全在《痘疹世医心法》中记载："嘉靖甲午（嘉靖十三年）春，痘毒流行，病死者十八九"。满人入关后，原本没有这种病的满族人因为与汉人混居，屡屡暴发天花，满人对天花缺乏免疫力，视之为洪水猛兽。天花甚至传入宫中，史书记载，顺治皇帝于公元 1661 年正月死于天花，年仅 24 岁。顺治帝三子玄烨年幼时避痘出皇宫居住，也没能幸免，但除了脸上留下痘痕并无大碍，因出过痘疹加之皇太后的钟爱被立为太子，顺利登基，成为万人景仰的康熙皇帝。

在哥伦布发现新大陆以前，美洲不存在包括天花在内的传染性疾病。1492 年 12 月 5 日，哥伦布率领舰队首次登陆位于古巴东南部的加勒比海上的第二大岛，把它命名为伊斯帕尼奥拉岛，或称西班牙岛。哥伦布在该岛建立了欧洲人在美洲的第一个殖民地。西班牙岛被发现时，岛上居住着约 50 万～100 万名原住民，被叫作台诺人，由于西班牙人的奴役和带来的天花的传播，台诺人于 30 年后几乎在岛上绝迹。

哥伦布发现新大陆后，西班牙的探险家们率领舰队开始了对美洲新大陆的征服旅程。其中有两个人起到了决定性作用，其一是科尔特斯，他于 1519 年率领不足 600 人的兵力，入侵中美洲最大的帝国——人口以百万计的阿兹特克帝国（墨西哥古文明）。原本阿兹特克人已经把西班牙人赶出了城，城里暴发天花，将帅和大批的城里人死于那个"悲伤之夜"，无力乘胜追击，而使科尔特斯有机会和盟友援军卷土重来，阿兹特克帝国随之成为历史。第二位西班牙探险家皮萨罗以同样的方式征服了南美的印加帝国。天花不仅成为战争的帮凶，它更是美洲土著印第安人的噩梦。在同一片土地上，天花只是印第安人的死神，而西班牙人却安然无恙，因为天花在欧洲的流行已经使西班牙人有了免疫力，于是天花成为导致美洲土著族几乎灭绝的元凶。

第 3 节 鼠疫肆虐

鼠疫，史称"黑死病"，曾经三次在全球大流行。

一、第一次大流行：查士丁尼大瘟疫

拜占庭帝国（Byzantine Empire；395—1453 年）也称东罗马帝国，历经 12 个朝代，93 位皇帝，是欧洲历史上最悠久的君主制国家。查士丁尼皇帝时期的历史学家普罗柯比（Procopius，约 500—565 年）的著作《战争史》中记载公元 6 世纪中期，人们认为地中海地区暴发了第一次大规模鼠疫。没有人知道瘟疫的源头，那时人们都将其归因于"上帝的惩罚"。

根据普罗柯比的描述，瘟疫在君士坦丁堡全面暴发始于公元 542 年春季，高发期时每天死亡人数达到 5000～10000 或者更多，这场恐怖的瘟疫持续了近 3 个月的时间，人类几乎因此而灭绝。他记载道："据说这场瘟疫来自埃塞俄比亚，之后它就席卷了整个世界，除了一些曾感染过疾病的人，剩下的所有人都被波及。有些城市受到的危害十分严重，以至于几乎没有人存活下来。"也有记载称："瘟疫所到之处所有人都像葡萄干一样被无情地榨干、碾碎，收获的季节居然没有人收获谷物，城市的街道上也看不到人影，叙利亚和巴勒斯坦的一些村镇的居民甚至死绝，死者太多以至于无法及时安葬，来不及掩埋的尸体甚至被丢入海湾或深谷中。"可见这场瘟疫所带来的伤亡之惨烈。

普罗柯比对大瘟疫的详细记载使我们能够毫无疑义地确定 6 世纪中期暴发的这次瘟疫就是鼠疫，因为瘟疫发病及症状与鼠疫的症状相同："先是突然发烧，有的人是突然从梦中惊醒，还有的人是在走路时或其他的场合突然出现发烧症状，皮肤的颜色没有变化，一直处于低烧状态，也没有发炎，发烧使人四肢无力。""人们大量地死去，好像遭受到突然而凶狠的袭击。那些能抵抗住疾病的人最多也就多活 5 天。腹股沟淋巴腺体的肿胀伴随着持续不断的高烧，日夜折磨着患者，使他们神经始终高度紧张，精神狂乱，直到死亡为止。"作者在文章中提到的"腹股沟淋巴腺体的肿胀"和"腋窝处、耳朵侧面各处""淋巴结溃烂"是判断此次瘟疫为鼠疫的最重要根据，而患者出现全身淋巴结肿胀、溃烂以及因此引起的败血症状就成为"黑死病"的典型表现。

查士丁尼大瘟疫是鼠疫第一次全球大流行的开端，发生于公元 6 世纪，起源于中东，流行中心在近东地中海沿岸。公元 542 年经埃及东北部塞得港沿陆海商路传至北非、欧洲，几乎殃及当时所有的著名国家。这次流行持续了五六十年，流行期每天死亡万人，死亡总数近一亿人。这次大流行导致了东罗马帝国的衰落。

二、第二次大流行

关于鼠疫第二次暴发的源头，普遍认为在中亚。意大利编年史家加布里埃尔·德米西（Gabariele de Mussis）在《疾病的历史》中记载，1346年蒙古军队围攻位于克里米亚半岛上连接欧亚大陆的港口城市卡法城，久攻不下，军中暴发了鼠疫，蒙古人在撤退前用巨大的投石机把患病者尸体射入城内，从而将鼠疫传入卡法。城内侥幸活下来的意大利商人，纷纷乘船逃亡意大利，使鼠疫传入欧洲。

鼠疫从1346年开始在五年时间内席卷欧洲，给欧洲人带来了最为沉痛的历史记忆。这次鼠疫被称为"黑死病"，可见人们恐惧和绝望的心理。

鼠疫第二次大流行此起彼伏持续近三百年，从中亚到遍及欧亚大陆和非洲北海岸，尤以欧洲为甚。欧洲2500多万人死亡，约占当时欧洲人口的四分之一；意大利和英国死者达其人口的半数。据记载，当时伦敦的人行道上到处是腐烂发臭的死猫死狗，人们把它们当作传播瘟疫的祸首打死了，然而没有了猫，鼠疫的真正传染源——老鼠，就越发横行无忌了。到1665年8月，伦敦每周死亡人数达2000人，一个月后竟达8000人。直到几个月后一场大火（史称"伦敦大火灾"），烧毁了伦敦的大部分建筑，老鼠也销声匿迹，鼠疫流行才随之平息。

黑死病的亲历者

"我的弟弟！我亲爱的弟弟！我的弟弟！尽管西塞罗在四百年前就用过这样的开头写信，但是啊，我亲爱的弟弟，我还能说什么呢？我怎样开头？我又该在何处转折？所有的一切都是如此悲伤，到处都是恐惧。我亲爱的兄弟，我宁愿自己从来没有来到这个世界，或至少让我在这一可怕的瘟疫来临之前死去。我们的后世子孙会相信我们曾经经历过的这一切吗？没有天庭的闪电，或是地狱的烈火，没有战争或者任何可见的杀戮，但人们在迅速地死亡。有谁曾经见过或听过这么可怕的事情吗？在任何一部史书中，你曾经读到过这样的记载吗？人们四散逃窜，抛下自己的家园，到处都是被遗弃的城市，已经没有国家的概念，而到处蔓延着恐惧、孤独和绝望。哦，是啊，人们还可以高唱祝你幸福。但是我想，只有那些没有经历过我们如今所见的这种凄惨状况的人才会说出这种祝福。而我们后世的子孙们才可能以童话般的语言来叙述我们曾经历过的一切。啊，是的，我们也许确实应该受这样的惩罚，也许这种惩罚还应该更为可怕，但是难道我们的祖先就不应该受到这样的惩罚吗？但愿我们的后代不会被赠予同样的命运……"

这是意大利著名诗人、学者彼特拉克（Petrarch，1304—1374 年）给他居住在意大利蒙纽斯修道院的弟弟的信，信中直接描述了当时正在流行的鼠疫的场景，他的弟弟也是那所修道院 35 个修道士中唯一一个瘟疫的幸存者。

黑死病写入文学作品

薄伽丘的《十日谈》写于 1350—1353 年间，这段时间正是欧洲大瘟疫时期，当时佛罗伦萨十室九空，一派恐怖景象。三位男青年和七位姑娘为避难躲到郊外的一座风景宜人的别墅中，用笑声将死神的阴影抛诸脑后。他们每人每天讲一个故事，一共讲了十天，恰好有了一百个故事，这是《十日谈》书名的由来。

作者开篇介绍了大瘟疫暴发的悲惨情景：3 月到 7 月，佛罗伦萨城里死了十万人，华丽的宫殿寂静无人，家产和产业无人继承，田地无人耕种，尸体无人清理，无处掩埋，富人的葬礼草草了事，穷人们或倒毙在路上，在田里，或死在家门口，不分白天黑夜，不像是死了人，倒像是死了牲畜。人们或与世隔绝，或放纵奢靡，荒淫无度，没有了法纪、亲情和信仰。在瘟疫面前，所有人都无能为力了。

黑死病写入童谣

英国版的童谣"丢手绢"

Ring a Ring o' Roses，围成圆圈，像玫瑰花瓣，

A pocket full of posies. 满口袋的花香。

A tishoo! A tishoo! 啊嚏！啊嚏！

We all fall down. 我们倒下一片。

描述的就是"黑死病"大流行时期的情景。

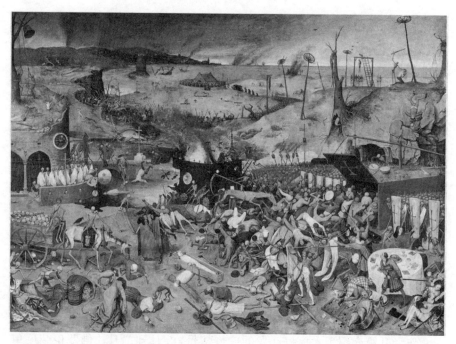

图1-5 《死亡的胜利》［荷兰］彼得·勃鲁盖尔（西班牙马德里普拉多博物馆）

三、第三次大流行

始于19世纪末（1894年），它是突然暴发的，至20世纪30年代达最高峰，总共波及亚洲、欧洲、美洲和非洲的60多个国家，死亡人数达千万以

上。此次流行传播速度之快、波及地区之广，远远超过前两次大流行。

在这场鼠疫灾难中，中国也没有幸免于难。18 世纪末，清朝暴发鼠疫，赵州诗人师道南（1772—1800）在他的一首名为《死鼠行》的诗中这样写道：

死鼠行（节选）

师道南（清）

东死鼠，西死鼠，人见死鼠如见虎！

鼠死不几日，人死如圻堵。

昼死人，莫问数，日色惨淡愁云护。

三人行未十步多，忽死两人横截路。

夜死人，不敢哭，疫鬼吐气灯摇绿。

须臾风起灯忽无，人鬼尸棺暗同屋。

乌啼不断，犬泣时闻。

人含鬼色，鬼夺人神。

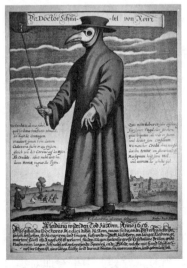

鸟嘴医生：中世纪时治疗疫病的医生戴着鸟嘴面具，口鼻的突出部位放入棉花等填充物起过滤作用，罩衫隔离污染的空气，手上的手杖用来协助查看病人病情。

图 1-6　鸟嘴医生

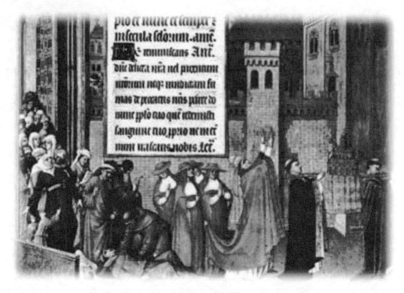

图1-7 教皇祈求上帝解除黑死病灾难

　　欧洲中世纪被宗教统治的文化使人们把瘟疫发生的原因归结为人类自身的罪孽引来了上帝的愤怒。一些基督徒认为是人类集体的堕落引来了愤怒神明的惩罚，他们穿过欧洲的大小城镇游行，用镶有铁尖的鞭子彼此鞭打，不断地哼唱着"我最有罪"来进行彼此惩罚，祈求神明的饶恕。犹太人因为很少得病而被怀疑是阴谋投毒者，大批犹太人被毒打甚至杀死，在德国的美因兹，有 1.2 万犹太人被活活烧死，在法国的斯特拉斯堡（Strasbourg）则有 1.6 万犹太人被杀。

欧洲鼠疫的流行与消退

　　现代科学表明，鼠疫在欧洲的泛滥是由多种因素造成的：一方面，中世纪时整个社会动荡不安，城市基础设施差，生活条件简陋，在城市内仍可见到人畜共居的情况，人们生活在肮脏不堪的环境当中；另一方面，鼠类的天敌——猫在中世纪遭到了不公正的待遇，当时，教会无中生有地对猫横加指责，说猫和猫头鹰有极其相似的外表，认为猫在夜间令人毛骨悚然的鸣叫和闪烁凶光的眼睛，正是魔鬼撒旦的化身，或是造祸女妖的帮凶，是与魔鬼结盟的异教畜生。人们在教会的蛊惑下，也把猫看成是魔鬼的化身，认为它们会随时给人带来灾难，使猫从征服了鼠疫而被奉为神猫的崇高地位急转直下，剧变为邪恶的代表、不祥的动物，受到人们的鄙视甚至杀戮。在教会的淫威和鼓动下，人们把它们当作传播瘟疫的祸首打死，当时伦敦的人行道上到处是腐烂发臭的死猫死狗。然而没有了猫，鼠疫的真正传染源——老鼠，就越发横行无忌了，最终导致 1346—1351 年的全欧洲鼠疫大流行。

　　鼠疫在 18 世纪的衰退，根本原因是 16、17 和 18 世纪历次城市大火烧毁了大部分建筑，原有的木屋被石头房子所代替，老鼠也销声匿迹。另外欧洲各国积极加强基础卫生设施的建设，如上下水道的改进，并且重视对垃圾的处理，加上普遍进行杀虫和消毒，室内卫生和个人卫生有所改善，从而使跳蚤失去了繁殖的条件，使鼠疫得到了有效的控制。国际上把对鼠疫等传染病的防治称为"第一次卫生革命"。

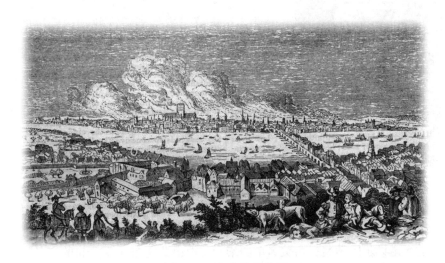

图 1-8　大火前的伦敦
　　1666 年 9 月 2 日，伦敦布丁巷内一家面包店发生火灾。当时伦敦非常干燥，加上伦敦以木质建筑为主，火势迅速蔓延到了整个城市，连烧了三天三夜，第四天被扑灭，造成 4/5 市区被毁，包括圣保罗大教堂在内的 87 间教堂、44 家公司及 13 000 多间民房。奇特的是，人类百战不胜的鼠疫此后竟然彻底从英国消失了。

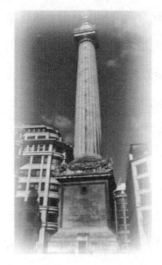
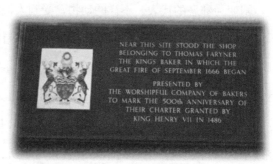

图 1-9　伦敦大火纪念碑

20 世纪中国东北地区大鼠疫

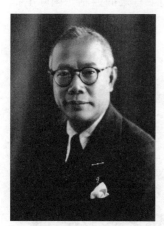

图 1-10　"无双国士"伍连德

1910—1911 年，我国东北地区暴发近代史上最严重的一次鼠疫大流行。大部分学者认为这次鼠疫是由俄国传入我国内蒙古的满洲里。这场鼠疫造成呼伦贝尔地区 600 人左右的死亡，全国近 6 万人死亡。清政府委任剑桥医学博士伍连德为防疫指挥官，伍连德首次解剖尸体寻找病原体，发明"伍氏口罩"，通过对疑似病人进行隔离，对病死尸体进行火葬，对疫区进行严格消毒，向政府申请切断交通等有效措施，在短短 4 个月内就将疫情控制住，1935 年，成为第一个进入诺贝尔医学奖提名奖名单的华人。而由此在东北建立起的完备的防疫系统，在此后的数次瘟疫中发挥巨大作用。梁启超曾赞誉道："科学输入垂五十年，国中能以学者资格与世界相见者，伍星联（即伍连德）博士一人而已！"事实上，伍连德当年控制疫情的手段在今天仍同样适用，即预防传染病的三个措施：控制传染源；切断传播途径；保护未被感染人群。

21 世纪鼠疫疫情案例

世界卫生组织记载：从 2017 年 8 月 1 日至 11 月 22 日，马达加斯加卫生部向世卫组织总共报告了 2 348 例确诊和疑似鼠疫病例，其中 202 例死亡，病死率为 8.6%。有 1 791 例肺鼠疫，其中 22% 为确诊、34% 为可能和 44% 为疑似病例。除肺鼠疫病例外，还报告发生了 341 例腺鼠疫病例，1 例败血性鼠疫和 215 例类型未确定病例。

第 4 节　霍乱苦难

霍乱给人类带来的灾难仅次于鼠疫，我国俗称"二号病"，被列为甲

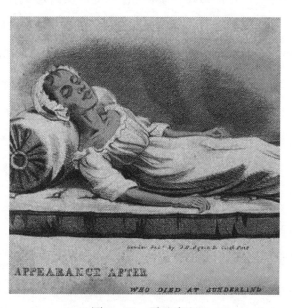

图 1-11　霍乱病人

类传染病。真性霍乱在过去两个世纪以来，共发生 7 次大流行，造成数百万人死亡，前 6 次大流行都是从印度地区开始的。我们目前正处于 1961 年在印度尼西亚开始的第 7 次大流行中。

霍乱一病早在中国古代就有记载。中国最早的医学典籍《黄帝内经》中出现病名："土郁之发，民疾呕吐霍乱。"被后世尊为"医圣"的东汉末年著名医学家张仲景（约公元 150～154 年—约公元 215～219 年）在《伤寒杂病论》中记载："病有霍乱者何？答曰：呕吐而利，此名霍乱。"东晋时期葛洪（公元 284—364 年）在《肘后方》中记述霍乱是由饮食生冷、着凉受寒所致的腹泻，所以中国古代的霍乱多为急性胃肠炎，并不是现代由霍乱弧菌引起的烈性传染病，也即真性霍乱。真性霍乱始于清嘉庆二十五年（公元 1820 年），由泰国曼谷和缅甸经海路首次传入汕头。汕头辟为通商口岸后，也为霍乱传入中国打开了大门。1931 年 7 月 15 日香港宣布汕头感染霍乱，1932 年全国霍乱大规模流行，1940—1944 年霍乱多次在汕头市和郊区流行，死亡无数。香港把汕头划为疫区，不准经汕头的船只停泊香港。1946 年 8 月至 9 月汕头霍乱又开始流行，汕头口岸地区霍乱自 1820 年至 1947 年间，在 127 年间共发生 6 次大流行，流行 37 年次，记载的病例 7 057 人，死亡 2 272 人。霍乱是由霍乱弧菌产生的肠毒素引起的烈性上吐下泻，其致命的速度是非常恐怖的，发病后，病人会在 12～24 小时内死亡，死时体重急剧下降，体液快速被排干，皮肤快速塌陷，颜色逐渐发黑，一点点失去人形，整个过程就像一部快放的死亡影片。

一、印度霍乱

早在 19 世纪之前，霍乱就已经是印度地区的地方性流行病。恒河是印度的母亲河，古印度文明的发源地，流经印度和孟加拉，不仅是今天印度教的圣河，也是昔日佛教兴起的地方。然而恒河三角洲的地理气候条件有利于霍乱弧菌的繁殖，每年四面八方的人们前往恒河举行盛大的朝圣活动，在圣河中集体沐浴，饮用圣河的水，霍乱便与印度圣日的朝圣之旅如影随形，绵延至今。霍乱随着朝圣者的脚步传播到了恒河流域周边的许多地方。不过，当时的朝圣者主要是步行，因此疾病传播的速度和范围都受到限制。如今，当众多流行病都已成为历史的时候，霍乱却仍在该地区书写着新的历史。

二、霍乱世界大流行

霍乱被称为"19世纪的世界病"。第一次大流行始于1817年，起于孟加拉，一个月时间内传到加尔各答腹地，英国殖民者通过贸易和战争打破了霍乱在印度本土流行的局面，霍乱沿着贸易路线，在移民、宗教朝圣、战争或其他原因旅行的人中间传播。沿着陆路传到尼泊尔和阿富汗，沿着水路传到中国和日本。英国船队又将霍乱带到阿拉伯地区，经波斯湾传到巴格达和叙利亚，并于1823年经里海传播到俄罗斯城市阿斯特拉罕。印度洋上的岛屿桑给巴尔和毛里求斯也在1823年出现了霍乱，到1824年各地疫情基本结束。这是霍乱的第一次大范围流行，重灾区在亚洲。

1826年，一场新的霍乱从孟加拉再次兴起，扩散到整个印度后于1829年传播到阿富汗、波斯和俄罗斯，然后扩散到整个欧洲。1831年霍乱在穆斯林朝圣地麦加出现，然后这种可怕的瘟疫盘踞在穆斯林朝圣者之间，持续到1912年，平均每年一次。1832年霍乱首次在英国爆发，跨越大西洋传播到北美，并于1835年进一步传入东非。1839年开始第三次世界范围大流行。三次流行范围，一次比一次广泛。第一次主要流行于亚洲，第二次传播到欧洲、北美东海岸和东非，第三次则由此进一步扩大到北非、美国中西部和拉丁美洲的大部分地方。

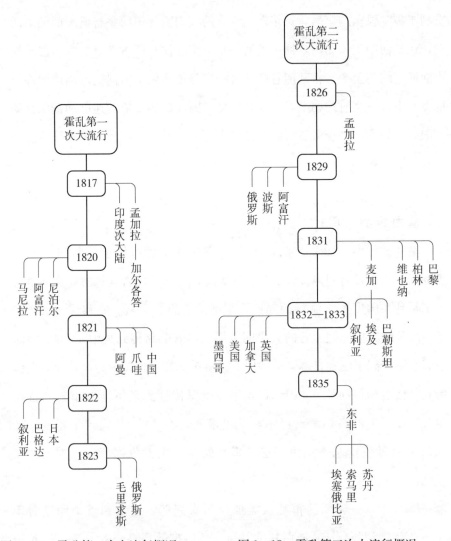

图 1-12 霍乱第一次大流行概况

图 1-13 霍乱第二次大流行概况

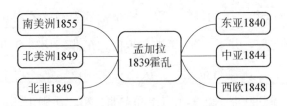

图 1-14 霍乱第三次大流行概况

三、伦敦霍乱

　　大不列颠由于其独立于大陆之外的地理优势，躲过了霍乱的第一次大流行，然而在之后的几次大流行中都未能幸免于难。伦敦在 1832 年、1848 年、1854 年、1866 年先后经历了四次霍乱的侵袭。霍乱病人呕吐和腹泻米汤样的排泄物，轻则虚脱，重则脱水而死。

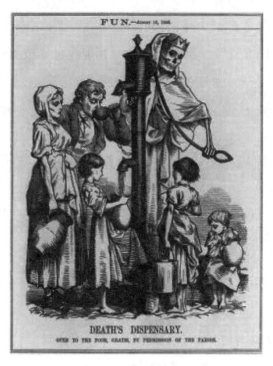

图 1-15　伦敦宽街的死亡药房

　　1854 年 8 月 31 日开始，大英帝国疆域内最恐怖的霍乱暴发，仅 3 天内伦敦索霍地区就有 127 名居民死于霍乱，附近的居民纷纷逃离家园，留下空无一人的房屋和街道，仿佛当年鼠疫暴发时一样恐慌。仅一个月左右的时间，索霍地区便死亡 10 500 人，是其他地区的 2 倍。

　　著名的外科医生约翰·斯诺通过调查索霍地区宽街附近的居民死亡

情况，发现霍乱的传播与饮用污染的井水有关，并写出翔实的调查报告，绘制出患者在宽街附近的分布地图，开创了对传染病病原追踪的先河。

19世纪，霍乱在世界各地的蔓延源自印度恒河三角洲的最初宿主，经过六次大流行，传遍世界各大洲，使数百万人失去了生命。目前的第七次大流行于1961年始于南亚，1971年波及非洲。据世界卫生组织统计，非洲霍乱患者占据全球的94％，1991年扩大到美洲。现在霍乱在许多国家呈地方流行。研究人员估计，现在世界范围内的霍乱每年导致大约130万至400万例病例，以及2.1万至14.3万例死亡。当很多古老的传染病都得到有效遏制时，霍乱却依然威胁着人类的健康。

第5节　疟疾绵延

一、疟疾在中国的流行

疟疾对中国人民健康的伤害有较长历史。疟疾在中国古代的甲骨卜辞中已经出现，春秋战国时期（公元前770年—公元前221年）已经是常见病，《黄帝内经》对病症的描述已经非常详细。在古代，我国的岭南、云南、四川、贵州和西南一带是疟疾的重灾区。岭南地区指五岭以南，包括现在的广东省、海南省、广西壮族自治区的东部（北海地区）以及香港、澳门地区。正如印度恒河流域始终是霍乱的温床一样，这些地区处于南疆，是亚热带或热带湿热气候，自古是传染病高发地，在人口散居时，尚且不能大规模染病，随着人口密集，交通商旅进步，传播范围越来越广，速度也越来越快。

1919 年云南思茅遭受了疟疾重创，造成人口锐减，商贸衰落。据统计，全县原有人口 40 000 多户，到 1931 年恢复后，也只有 4 000 多户，可见损失之惨重。另据《云南部队防疟工作总结（1953—1954）》，至 1950 年该城（思茅）解放时，思茅全城人口不到千人，且多瘦弱，面带病容。

在 20 世纪 40 年代，新中国成立之初，全国疟疾流行县市达 1 829 个，占全国县市总数的 70％以上，当时中国估计有 3 000 万病例，每年 30 万人死亡。

我国卫生部于 2006 年制定并印发了《2006—2015 年全国疟疾防治规划》，《规划》提出，到 2010 年底，除云南边境地区和海南中南部山区外，全国其他流行县要实现 70％的县（市、区）基本消除疟疾；到 2015 年底，云南边境地区和海南中南部山区的高传播地区各县控制疟疾流行，全国其他流行县（市、区）均要基本消除疟疾；海南省消除恶性疟疾。李亚楠研究了我国实施《规划》第一阶段（2006—2010 年）的成效，研究结果显示 2006—2010 年五年全国疟疾发病病例超过 15 万，疟疾发病以 40.02％的平均速度逐年递减，全国疟疾疫情得到有效控制，从地区分布上看，疫情主要分布在北纬淮河流域、西南边境和海南岛。

表 1-3　2006—2010 年全国疟疾发病率前五位省份（/10 万人）

序号	2006 年	2007 年	2008 年	2009 年	2010 年
1	安　徽 （57.16）	安　徽 （44.69）	安　徽 （22.04）	安　徽 （9.65）	云　南 （4.63）
2	海　南 （46.53）	海　南 （40.51）	海　南 （21.82）	海　南 （8.02）	安　徽 （3.03）
3	云　南 （25.94）	云　南 （14.37）	云　南 （8.06）	云　南 （6.01）	西　藏 （1.10）

续　表

序号	2006年	2007年	2008年	2009年	2010年
4	河　南 (5.42)	河　南 (4.42)	贵　州 (3.42)	贵　州 (2.28)	贵　州 (1.05)
5	湖　北 (3.07)	西　藏 (3.49)	河　南 (3.25)	河　南 (1.71)	河　南 (0.94)

2019年6月30日，世界卫生组织报道"从3 000万到0：中国创造了无疟疾的未来"。报道中国取得了一项巨大的卫生成就，自2016年8月以来，中国未发生一例本土疟疾病例，这对于在历史上疟疾曾造成巨大损失的国家来说是一项辉煌的成就。中国在抗疟工作中做出了艰苦卓绝的努力。

二、疟疾在世界各国的流行

在西方，公元前500年，古希腊就已经有疟疾存在了，西方医学之父希波克拉底（前460年—前370年）的著作中详细描述了周期性发作的寒战和高热状态，使用了"每日热""隔日热""四日热"等术语。罗马帝国时代自始至终也没有逃脱疟疾的困扰，它甚至削弱了罗马军团。

感染人类的疟原虫与感染旧大陆灵长类的疟原虫亲缘较近，有人认为人类的疟疾传播起源于非洲热带雨林，再逐步蔓延至尼罗河流域和两河流域（幼发拉底河和底格里斯河），之后到达地中海北海岸。15世纪末，西班牙殖民者从非洲进口黑奴，使得疟疾由非洲传入西半球，直到17—18世纪疟疾才在北欧出现，19世纪在美国温暖地区泛滥成灾。美国首任总统乔治·华盛顿一生不断受到疟疾的困扰，美国第3任（托马斯·杰斐逊）、第4任（詹姆士·麦迪逊）、第9任（威廉·亨利·哈里森）、第12

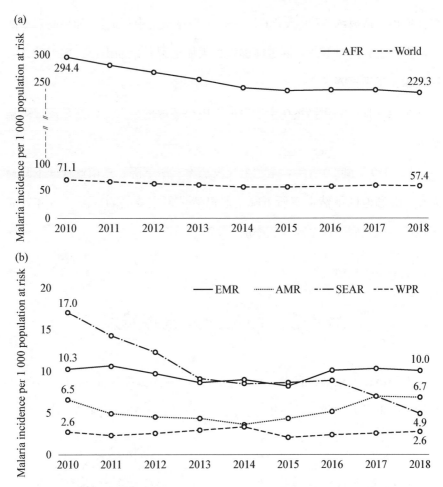

图 1-16 2010—2018 年全世界和各地区疟疾发病率变化趋势（/1 000 人）
AFR：非洲地区 world：全世界 EMR：东地中海地区 AMR：美洲地区 SEAR：东南亚地区 WPR：西太平洋地区

任（扎卡里·泰勒）、第 14 任（富兰克林·皮尔斯）、第 16 任（亚伯拉罕·林肯）总统都不同程度忍受过反复发作的疟疾之苦，对于普通平民尤其是农民来说，疟疾更是他们的梦魇。

北方美利坚合众国和南方的美利坚联盟国于 1861 年至 1865 年间发动美国内战，简称美国南北战争，仅联邦军队一方就有 16％的感染率，仅次于急性腹泻，约有 100 万人疟疾病例报告记载，其中包括致死率很高的恶性疟疾，造成约 4 700 人死亡。一位士兵在家书中写道："如果联邦军队患疟疾的士兵同时寒战，一定能够震得天崩地裂、地动山摇，震得敌人心惊胆战、举手投降。"

时至今日，疟疾仍然在全世界范围内很多地区高发，尤其是潮湿高温地区。

从 2010 年到 2018 年，全球疟疾发病率有所下降，东南亚地区下降最明显，非洲地区虽然也有所下降，但仍然是最主要的病区。2018 年，非洲地区疟疾发病率占全球发病率的 73.75％。

第 6 节　西班牙大流感暴发

人类历史上最血腥的战争——第一次世界大战持续了四年，1918 年是第一次世界大战的最后一年，美国《医学杂志》1918 年最后一辑写道：

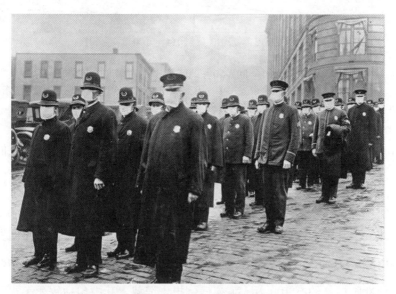

图 1-17　西班牙流感时期

"1918年已经过去了……人类反对人类的时代暂时结束了。不幸的是，就在这一年，出现了高致病性的传染病，导致了极高的死亡率。医学界在过去的四年中将自己致力于在火线上救死扶伤，现在他们必须用全部的精力与人类最大的敌人——传染病作斗争。"这种"高致病性的传染病"就是历史上的"西班牙流感"。

然而，这场流感并不是从西班牙发起的，而是由一战时的中立国西班牙公布于世。有关流感的最早记载出现于美国堪萨斯州莱利堡军事训练营地，在该营地5周内1127名士兵感染流感，其中46人死亡，从1918年10月23日开始的一周之内，美国全境共有21 000人死于流感，创下美国有史以来周死亡最高纪录，无论在美国本土的军营中还是向欧洲战场运送士兵的船上（10月集结30万美军），都是大流感传播的重要场所，在已经登陆法国前线的部队中，患病士兵的死亡率高达30%—80%，美国总统威尔逊也于1919年4月患上严重的流感。第一次世界大战使得大流感随着军队传入法国、英国、德国、亚洲的印度和远东地区。

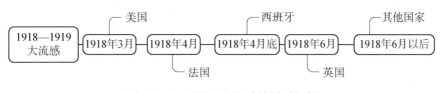

图1-18　西班牙大流感传播时间轴

由于大流感发生于战时，战争冲淡了疾病引起的伤痛，留下的详细记录并不多，战争结束后很长时间也没有引起研究者的注意，历史学家和科学家们对大流感的兴趣在20世纪六七十年代才被唤醒，后续研究才逐渐丰富。大流感传播速度快，两年之内迅速传遍整个世界；持续时间长，前后历经三波，第二波在1918年8月开始于法国、塞拉里昂和美国，与第一波相比死亡率增加了10倍，而且高死亡率发生在青壮年身上。直到今天也没有关于这场大流感的准确死亡统计数字，英国上院科学和技术委员在2005—2006年会议第4次报告会议对大流感发表了一些观点：1918—1919年流行病称为西班牙流感，是人类历史上最致命的疾病之一，死亡人数在2000万～5000万之间。一个共识是，一年之内死于流感的人数超过第一次世界大战四年的死亡人数之和。世界各地的西班牙流感浪潮随着一战结束逐渐褪去，留下直到今天也未搞清楚的流行病学及病理学特征，并且成为各种流感之源，不时兴风作浪，威胁着人类的健康。

第7节　白色瘟疫肺结核

一、中西医定义结核病

结核病是古老的传染病之一，距今7000年以前就已经有结核性疾病。而最早用文字记载结核病的古希腊医学家希波克拉底，第一次详细记载了肺结核，而且认为结核病是传染性疾病。中国古代称结核病为"虚劳"之病，隋朝巢元方《诸病源候论》中对虚劳呕血候病因进行分析：内伤损于肝，肝藏血，肺主气。劳伤于血气，气逆则呕，肝伤则血随呕出。"虚劳病"晚期症候描述与典型的"肺结核"晚期病症（咳、血、热、汗）基本一致，中医称为"痨症""痨瘵"，基本为不治之症。

由于中西医理论的差异，对于肺结核的归因也无法一一对应。欧洲文艺复兴开启了病理解剖学的时代，西方的医生们开始通过解剖痨病死者的尸体来寻找痨病的原因，很快就发现痨病人体内产生了某种特殊的病变。发现痨病死者肺部有的出了"空洞"，有的发现颗粒状的"结节"，他将这些"结节"称为"结核"。1700年，Manget医生在尸体解剖时发现了遍布肺、脾、肠系膜和肠的像"粟米"一样的"结核"，后来呈现这种病理特征的结核病就被称为"粟粒性结核病"。1761年莫干尼的巨著《疾病之定位与起因》中阐述了对一种疾病的确认，不是根据症状，而是根据具体器官的病理变化，即找到"病灶"，痨病的"病灶"通常位于肺部，基本的病变为大小不等的"结核"，因此，"肺部的结核"乃是痨病的本质。结核可以出现在身体的广泛部位，总称为结核病。

二、结核病与文学

有人说，肺结核是艺术家的疾病。肖邦、拜伦、卡夫卡、劳伦斯以及我国20世纪上半叶的许多文人，如瞿秋白、冰心、庐隐、郁达夫和鲁迅等都患有肺结核。18、19世纪浪漫主义成为文学艺术界的主流，作家和艺术家偏爱肺结核患者这类人物，在中西方著名的文学作品中，不乏这样的主人公形象：面色苍白、身体消瘦、一阵阵撕心裂肺的咳。如中国的四大名著之一《红楼梦》中的林黛玉、法国著名作家小仲马的《茶花女》中

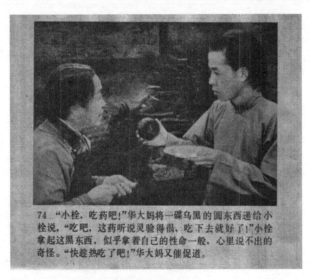

74 "小栓，吃药吧！"华大妈将一碟乌黑的圆东西递给小栓说，"吃吧，这药听说灵验得很，吃下去就好了！"小栓拿起这黑东西，似乎拿着自己的性命一般，心里说不出的奇怪。"快趁热吃了吧！"华大妈又催促道。

图1-19 鲁迅同名小说改编的电影连环画《药》（索立改编，中国电影出版社，1982）

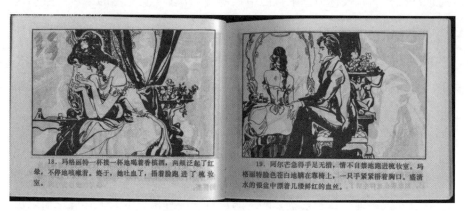

图1-20 连环画《茶花女》（高燕，人民美术出版社，2008）

的玛格丽特、鲁迅的《药》中塑造的吃人血馒头来治病的华小栓等。

林黛玉病弱多愁，恰是肺结核患者久病的日常形象："泪光点点，娇喘微微，闲静时如娇花照水，行动时如弱柳扶风。"中国现代著名作家郁达夫（1896年12月7日—1945年9月17日），一生创作四十四篇小说，其中三十多篇涉及疾病，肺结核是他花费笔墨最多的一种疾病，其中一个重要原因就是郁达夫本人从二十岁左右就饱受肺结核的折磨，他的文学创作一直践行"文学作品，就是作家的自叙传"的主张，因而他借文学创作中的患病人物真实描写肺结核对人的身心伤害。

结核病作为一种传染病，最典型的特点是病程漫长，属于慢性消耗性传染病，直到1945年特效药链霉素等重要药物发明之前，此病都是不治之症。肺结核是最主要的类型，被称为"白色瘟疫"。16岁到35岁是肺结核病的高发期。肺结核早期一般只是有一些普通感冒的症状，发烧、咳嗽、困倦、食欲减退、运动时呼气急促，一般不会引起人们多大的注意。但作为一种慢性病，咳嗽、消瘦、低烧、痰中带血这些症状会持续几个月、几年、十几年甚至几十年，病势一进一退，呈波浪式的起伏："所有一切的症状，一时变厉害，一时变缓和，一时症状完全消退，一年四季，三反四覆，没有一定。"

三、肺结核的历史与现状

在工业革命时期拥挤不堪，卫生条件差的生活环境中，结核病夺去了非常多的生命。在 19 世纪，大多数人都曾被这种缓慢而无情的疾病夺去亲人或朋友。据统计，从滑铁卢战役到第一次世界大战爆发前，20～60 岁的成年人中，肺结核的死亡率是 97%。在 1998 年中国防痨协会成立 65 周年纪念大会上，当时的卫生部副部长彭玉回顾了建国前我国肺结核情况：当时城市青少年结核菌感染率高达 85%，肺结核患病率高达 3%—4%，死亡率高达 200～300/10 万，居各种死因之首。新中国成立后，在全国各级部门共同努力下，在结核病的预防和治疗效果上取得了举世瞩目的成效，治愈率达到 90%，但是我国仍然是结核病疫情严重的国家之一。截至 1998 年仍然有 3.3 亿肺结核杆菌感染者，肺结核病人约 600 万，每年约 23 万人死于肺结核。

国家卫生部在 2000 年进行了第四次全国结核病流调。对调查对象进行胸透，胸透异常及有可疑肺结核症状者均收集 3 个痰标本（即时痰、夜间痰和晨起痰）进行细菌学检查：涂片和前两号标本的培养，对培养阳性的标本进行菌型鉴定和药物敏感试验。调查结果显示：我国肺结核患病率高，结核菌感染率高，肺结核患病率缓慢下降，死亡率明显下降。1999 年死亡为 8.8/10 万（建国初期死亡率高达 200～300/10 万，居各种死因之首），居各种死因顺位第 9 位，但仍为其他传染病、寄生虫病死亡总和的 2 倍。

表 1-4 1979—2000 年间各类肺结核患病率及年递降率

患者分类	标化患病率（/10 万）			年递降率（%）		
	1979	1990	2000	1979—1990	1990—2000	1979—2000
活动性	796	523	300	3.7	5.4	4.5
涂阳	218	134	97	4.3	3.2	3.8
菌阳	—	177	124	—	3.5	—

注：活动性肺结核是指痰涂片阳性者，证明有结核分枝杆菌排出，病灶属于活动期，胸片上常有斑片状阴影或是结核空洞，或者播散病灶，说明结核分枝杆菌繁殖活跃，毒力强。

　　抗生素、卡介苗和化疗药物的问世是人类与肺结核抗争史上里程碑式的胜利，为此，美国在 20 世纪 80 年代初甚至认为 20 世纪末即可消灭肺结核。然而，这种顽固的"痨病"又向人类发起了新一轮的挑战。据世界卫生组织的报告，近年来肺结核在全球各地死灰复燃，1995 年全世界有 300 万人死于此病，是该病死亡人数最多的一年，大大超过了肺结核流行的 1900 年。在 2003 年 3 月 24 日"世界防治结核病日"之际，"制止结核病"世界行动组织公布的数字显示，目前全球每天仍有 5 000 人死于结核病，而每年罹患结核病的人数超过 800 万。

【参考文献】

［1］古斯塔夫·施瓦布. 古希腊神话与传说［M］. 高中甫等译，北京：中国友谊出版公司，2012.

［2］威廉·麦克尼尔. 瘟疫与人［M］. 余新忠，毕会成译，北京：中信出版集团，2018.

［3］张文宏. 病菌简史［M］. 上海：上海教育出版社，2020.

［4］董令德. 查士丁尼大瘟疫探析［D］. 上海：上海社会科学院，2018.

［5］林欣华. 明代疫灾研究［D］. 南昌：江西师范大学，2010.

［6］石琛. 清朝前期政府及社会各界对瘟疫的应对措施［D］. 兰州：兰

州大学，2008.

[7] 丹尼尔. 世界名画里的七次人类大瘟疫 [J]. 中国民族博览，2020 (3)：5-12.

[8] 张剑光. 三千年疫情 [M]. 南昌：江西高校出版社，1998.

[9] 陈志强. 地中海世界首次鼠疫研究 [J]. 历史研究，2008 (1)：159-175，192.

[10] 李晓光. 1348 年黑死病的起源及传播 [J]. 黑龙江史志，2010 (11)：38-39.

[11] 郭琳. 20 世纪初呼伦贝尔地区鼠疫问题研究 [D]. 呼和浩特：内蒙古大学，2019.

[12] 于永敏，刘进，王忠云. 沈阳万国鼠疫研究会始末 [J]. 中国科技史料，1995 (4)：64-69.

[13] 罗尔纲. 霍乱病的传入中国 [J]. 人民军医，1956 (07)：5.

[14] 朱贞鹏，吴隆德. 汕头口岸霍乱流行历史回顾及今后卫生检疫措施 [J]. 中国国境卫生检疫杂志，1994 (S2)：35-79.

[15] 刘文明. 十九世纪上半叶霍乱流行的全球史审视 [N]. 光明日报，2015-03-28 (11).

[16] 霍乱暴发原因，从伦敦宽街泵井中追寻霍乱传播的真相 [N]. 光明日报，2020-04-13.

[17] 布里特. 瘟疫与苦难 人类历史对流行性疾病的影响 [M]. 北京：化学工业出版社，2008.

[18] 世界卫生组织网站：https://www.who.int/cholera/publications/

[19] 陈肖旭. 巨变：云南 70 年的抗疟历程 [J]. 今日民族，2020 (3)：29-32.

[20] 姚昆仑. 我国古今治疗疟疾的探索（上）[J]. 中国科技奖励，2016

（4）：75 - 79.

[21] 李亚楠. 我国疟疾流行时空分布特征及淮河流域疟疾环境影响因素研究［D］. 北京：中国人民解放军军事医学科学院，2013.

[22] 李秉忠. 关于 1918—1919 年大流感的几个问题［J］. 史学月刊，2010（6）：84 - 91.

[23] 何玲. 西医传入中国：结核病案例研究（1900—1967）［D］. 上海：上海交通大学，2011.

[24] 王晓燕. 郁达夫小说中的疾病书写［D］. 天津：天津师范大学，2013.

[25] 彭玉. 在中国防痨协会成立 65 周年纪念大会上的讲话［J］. 中国防痨杂志，1998（3）：105 - 106.

[26] 全国结核病流行病学抽样调查技术指导组. 第四次全国结核病流行病学抽样调查报告［J］. 中华结核和呼吸杂志，2002，25（1）：3 - 7.

第2章 无孔不入：传染病传播

瘟疫是对人性的最大考验，瘟疫流行期间，面对死亡，人们出于原始的求生本能，甚至不顾信仰和礼仪，抛弃患者，随便丢弃病死的尸体，人类陷入绝境。然而，当整个人类被逼迫到生死边缘时，也是智慧和潜能最能被激发出来的节点。公元前 430 年雅典瘟疫期间，亲历者同时也是曾经的患者修昔底德冒死对瘟疫流行的整体情况以及患者表现出的症状进行了翔实记录，发现了瘟疫的传染性以及病人可能获得免疫力这一推测，为后人研究瘟疫提供了宝贵的资料，修昔底德因其留下不朽的传世巨作《伯罗奔尼撒战争史》而名垂青史。面对瘟疫，医生无能为力，因其密切接触病人而牺牲最大，当人们都纷纷逃离雅典时，作为医生的希波克拉底却从马其顿赶往雅典，参与了解病情，探究病因，救治病人，发现环境与瘟疫流行的相关性，并发现火对瘟疫可能有抑制作用。正是这些冒着生命危险与瘟疫抗争的英雄推动了医学的进步。医学史就是一部人类与疾病的斗争史。

第 1 节 产褥热在医院的传播

在古代，分娩过程都被比喻为闯鬼门关，中国俗称"大命换小命"，难产和产后大出血以及产后患"产褥热"都会使母亲和孩子面临生命危险，其中产褥热更是高发疾病。产褥热指妇女生产后到子宫复原前这段时间，因为感染病原体而引起以发热为典型症状的一系列并发症。19 世纪，自然科学在很多领域取得卓越成就，然而医学的发展相对滞后，欧洲很多妇产科医院为产褥热所困扰，妇女的产褥热死亡率高达 20～30％。虽然显微镜在 17 世纪就已经问世，镜下的微生物也越来越多地被发现，然而在没有把微生物和疾病联系起来的岁月，没有消毒和杀菌的概念，外科手术之后伤口红肿化脓被认为是自然的过程，是伤口愈合前必须经历的，不可避免的。分娩的过程造成大面积伤口，相当于一个大型外科手术造成的伤口，在没有抗生素等有效药物发明之前，任何感染都可能导致败血症而致命。

"勤洗手，勤换衣"是所有人从小就被培养的个人良好卫生习惯，外科医生规范洗手更是最基本的职业技能，然而医生们认识到这一点却经历了一千多年时间，因此，对产褥热的治疗，也经历了一个漫长的过程。

一、亚历山大·戈登（Alexander Gordon）第一个发现产褥热是传染病

亚历山大·戈登是 18 世纪苏格兰阿伯丁的妇产科医生，是第一个认真观察思考并研究产妇产褥热现象的人。因为当时分娩死亡率很高，产科医生和护士经常会解剖尸体探究死亡的原因，他根据对产褥热发病规律的研究，早在 1795 年就发表《阿伯丁流行性产褥热论文》，第一个提出产褥热是借医生和助产士解剖尸体的手传染给分娩中的妇女的，并且根据产褥热的病情特征总结出它和丹毒（是一种累及真皮浅层淋巴管的感染，皮肤的任何炎症，尤其是皲裂或溃疡为致病菌提供了侵入的途径）类似。戈登倡议患者的用品应被焚烧或彻底清洁，接触患者的医生和护士衣物应仔细清洗，其中已经有了类似无菌的思想萌芽。虽然戈登的论文和倡议在当地遭到彻底的反对，但他的发现对于产褥热后续研究具有重要意义。48 年之后，美国的妇产科医生奥利弗·温德尔·霍姆斯（Oliver Wendell Holmes）也发现了同样的规律，在 1843 的经典论文《论产褥热的传染

性》中，他提出产褥热是传染的，接触产褥热的医护人员不要再接生下一个，要先"净化自己"，并提到戈登的早期发现，这在美国产生很大反响。

亚历山大·戈登作为第一个提出产褥热是可以传染的人，为了纪念他，在他工作的阿伯丁妇产医院有一块纪念碑，上面写着：第一位描述产褥热的妇产科医生——活在这里。

二、伊格纳兹·塞麦尔维斯（Ignaz Semmelweis，1818—1865）发现产褥热病因

1846 年，出生于匈牙利的伊格纳兹·塞麦尔维斯大学毕业后来到维也纳中心医院做产科医师，这是一个公立医院，主要服务于贫困家庭，同时也是维也纳大学医学院的教学医院，是医学院学生进行医学临床教学

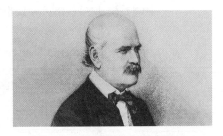

图 2-1　伊格兹·塞麦尔维斯

的实习基地。当地的妇女都不愿意到产科医院来生产，尤其不愿到第一病区生产，原因是这个医院产褥热高发，第一病区比第二病区更要严重得多（本书作者根据维基百科数据对 1841—1846 年每年两病区产褥热死亡率数据进行 t-检验，发现有极显著性差异），甚至在马路上生产的死亡率都要低于第一院区。

作为产科医生，塞麦尔维斯面对这种情况感觉非常困惑，医生的职责和使命驱使他辛勤工作，解剖尸体，观察病情，探究病因。

第一步：他详细调查，比较两个病区有什么不同之处。他发现从 1840 年开始，医学生只在第一院区接受教学和接诊，而助产士则只在第二分院进行接生，医学生和医生每天都要在教授的指导下到停尸房解剖尸体，解剖完再去产科病房给产妇检查和接生，这些工作都是徒手完成的。

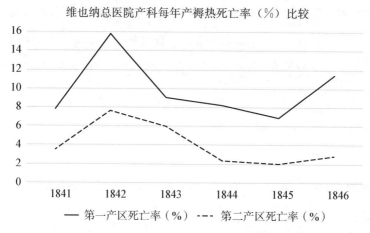

图 2-2　1841—1846 年维也纳总医院产科每年产褥热死亡率

表 2-1　维也纳总医院两个院区设施、助产人员与产褥热发生情况比较

	第一院区	第二院区
基本设施	相同	相同
助产人员	医学生 （每天解剖尸体后去工作）	助产士 （不需要解剖尸体）
产褥热	连续排队发生	散发

第二步：科学推理。经过对比，塞麦尔维斯意识到产褥热似乎和是否解剖过尸体有关系。1847 年发生了一件具有决定意义的事：塞麦尔维斯的同事科列奇卡（J. Kolletschka）在尸体解剖时划伤手指，不久死亡。塞麦尔维斯查看了科列奇卡的尸检报告，报告描述基本和因产褥热而死亡的报告内容相同，而这位同事不是女人，为什么会和女人得一样的病？说明引起他们生病的病因相同，都是来自产

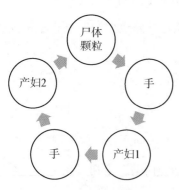

图 2-3　塞麦尔维斯的推理
模式图

褥热尸体中的"尸体颗粒"（cadaver particle），"尸体颗粒"借助医生和助产士的手传递给产妇和胎儿，也可以传递给任何人，包括男人，使他们死于相同的病因。产褥热是传染病，不是因为"瘴气致病"。

塞麦尔维斯再回头分析第一院区比第二院区产妇死亡率高的原因，由于第一院区医学生和医生在病房为产妇检查之前参加了尸体解剖，双手接触了"尸体颗粒"，使得产褥热导致的产妇死亡率更高，而第二院区的助产士没有参加尸体解剖，她们的手没有被"尸体颗粒"所污染，因此其产褥热导致的产妇死亡率相较第一分院低得多。由此可以说，塞麦尔维斯发现了引起产妇发生"产褥热"的真正原因。

表 2-2　塞麦尔维斯分析产褥热与助产人员的关系

	第一院区	第二院区
基本设施	相同	相同
助产人员	医学生 （每天接触"尸体颗粒"）	助产士 （不常接触"尸体颗粒"）
产褥热	连续排队发生	散发

第三步：采取措施，验证推理。塞麦尔维斯要求参加尸体解剖的学生和医生用漂白粉洗手后再进行产妇检查，在 1847 年 6 月至 8 月，产妇死于产褥热的比率从 7.8% 下降至 1.8%。

1860 年，塞麦尔维斯出版了自己的著作《产褥热的病因、概念和预防》。任何改革都会遇到艰难险阻，虽然塞麦尔维斯用实际行动和确凿的数据证明他发明的洗手方法非常有效，他提出的产褥热病因推测完全正确，但是当时在维也纳没有人愿意接受他的观点，1849 年，塞麦尔维斯被辞退回到匈牙利，1865 年去世。但是由于无法否认的事实，他的理论和做法逐渐被后人所接受，挽救了无数母亲和孩子的生命，被誉为"母亲的救世主"。

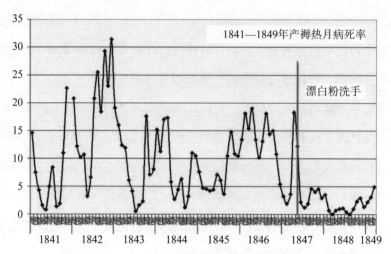

图 2-4　1841—1849 五月中旬塞麦尔维斯实行漂白粉洗手后，维也纳中心医院第一院区产褥热病死率显著下降

（图片来源：https://af. m. wikipedia. org/wiki/Ignaz _ Semmelweis♯/search）
Puerperal fever monthly mortality rates for the First Clinic at Vienna Maternity Institution 1841 - 1849. Rates drop markedly when Semmelweis implemented chlorine handwashing mid-May 1847

第 2 节　伦敦霍乱追踪

一、约翰·斯诺（John Snow）开创流行病学先河

在疫病史上，如果 14 世纪是黑死病世纪，那么 19 世纪可以被称为霍乱世纪，它的魔爪从印度延伸到全世界。1854 年，霍乱流行愈演愈烈，8 月的伦敦被霍乱死神包围，约翰·斯诺是当时伦敦的医生。

在斯诺生活的年代，人们普遍将一切疾病的病因都归结于污浊的空气，即"瘴气致病"。虽然当时显微镜已经发明，细菌已经出现在人们的视野中，但它并未和疾病联系起来。19 世纪大大小小的霍乱流行从未间断过，身为医生的斯诺一直关注并研究霍乱的传播方式，并发现霍乱的传播与水污染有关，1849 年，他发表论文《霍乱传递方式研究》（On the

Mode of Communication of Cholera）宣传他的理论。1854 年伦敦霍乱再次暴发，他通过与当地居民交流和仔细分析，将污染源锁定在布劳德大街（现布劳维克大街）的公用抽水机上。虽然通过化学分析及显微镜观察抽水机水源样本并未得出确凿的结论，但是他对霍乱传播方式的研究却足以令人信服，因而成功说服当地市政部门将抽水机手柄移走。虽然各大报纸将其视为霍乱病的终结，然而根据斯诺自己的解释，霍乱发病率在此前可能已经大幅度下降。接下来，斯诺使用一张地图来阐明霍乱是如何集中于抽水机旁的，他将统计学应用于其对于水质和霍乱个案联系的研究中。他表示，正是因为公司从部分泰晤士河被污染的取水，导致了霍乱发病率的提高。斯诺的研究可以说是公共卫生学历史上的重大事件，开创了流行病学的先河。

约翰·斯诺是如何工作的呢？

1. 逐个走访霍乱患者，详细记录。

2. 在地图上标记患者和死者的位置和数量。

3. 统计分析。

冒着随时被传染的风险，一家家敲门询问、详细记录，有些家庭已经无人开门，这是何等胆识和担当才能做到的？应该是身为医生救死扶伤的职业操守和作为科学家的执着精神使然。

下面是约翰·斯诺写给《医疗时报和公报》的信：

"在进行点示图分析中，我发现几乎全部的死亡案例均在宽街水泵的短半径中。只有十个案例是围绕另一个街的水泵。在其中五个死亡病例中，其家属告诉我，他们经常到宽街的水泵取水，而不是更近的水泵。在其他三个案例中，三个孩子均去宽街附近的学校读书。

至于从地理位置上属于该水泵的居民死亡案例中，有 61 名曾经饮用过宽街的水泵水，无论是经常还是偶然……

调查结果证实，除了以上提到的水泵饮用问题导致的感染外，并无其他特殊的霍乱暴发或者流行的原因。

9月7日，我采访了圣詹姆斯郊区委员会，并呈上情况。随后的第二天，水泵阀被移除。"

经过短短几天的时间，斯诺完成了霍乱前三天的调查。通过走访定位、绘制草图，发现死者大部分集中分布在布罗德街（Broad Street）和剑桥街（Cambrige Street）十字路口附近，这里正好有一个免费的公共水泵为居民供水。虽然这口井水有重大嫌疑，但是笃信"瘴气"是病因的人们认为，在这个水泵附近也有没得病的居民，于是他又对这些健康的家庭进行调查，对照分析死亡组和健康组，从而推测分析霍乱的源头就在这个十字路口的公共水泵。斯诺把详细的调查报告递交给市政部门，当局虽然怀疑他的推断，但还是采纳了关闭布罗德街公共水泵的建议。在政府采取行动之前，很多居民已经怀疑井水有问题，霍乱疫情很快得到控制。之后约翰·斯诺重新整理资料绘制地图，并完善 1849 年的论文《霍乱的传播模式》，在 1855 年的第二版出版时，他将 1854 年宽街霍乱暴发事件的水污染调查增加进去。

表 2-3　1859 年约翰·斯诺对伦敦索霍区霍乱进行流行病调查的结果

居民分类	人数	居住位置	饮水来源
死于霍乱	60 人	距离布罗德街公共水泵 230 米之内	布罗德街公共水泵
	5 人	距离布罗德街公共水泵很远	布罗德街公共水泵（担水到家）
	3 人	距离布罗德街公共水泵很远	孩子在布罗德街读书
健康	535 名囚犯	距离布罗德街公共水泵 230 米之内	监狱内水井
	雄狮啤酒厂工人	距离布罗德街公共水泵 230 米之内	喝免费啤酒

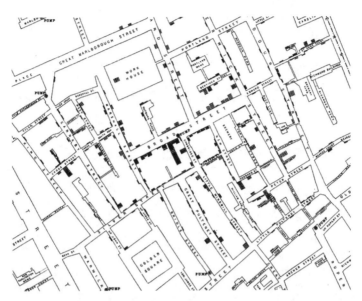

图 2-5　1854 年斯诺在伦敦霍乱爆发时研究个案时用的地图
（霍乱病例用黑色粗线标出）

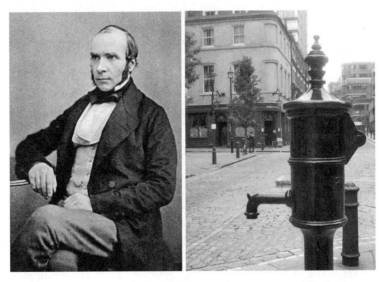

图 2-6　约翰·斯诺，纪念约翰·斯诺的抽水机和旁边的酒吧

二、遏制瘟疫传播：公共卫生系统的建立

　　霍乱反复暴发，谁是罪魁祸首？是糟糕的空气还是污染的水？虽然约

翰·斯诺的工作已经充分证明了污染的水源是霍乱之源，但人们还是相信笼罩在城市上空挥之不去的恶臭是根本原因，满地污水粪水、发臭的河流则是臭气的来源。总之，不管是什么，科学家、政府和民众越来越清晰地意识到环境与瘟疫的相关性。19世纪，随着工业的发展，欧洲城市人口越发密集，住房不足，城市公共设施不完善，城市管理不系统，生活垃圾和工业垃圾日益增多。人们卫生习惯没有形成，城市无疑成为孕育瘟疫的温床，伤寒、肺结核、天花、霍乱、鼠疫轮番上阵。在一次次付出生命的代价后，人类开始反思自己对环境的破坏，瘟疫的残酷反过来又成为改善城市卫生状况的动力。一些有识之士通过调查研究取证，通过各种途径呼吁政府重视卫生，加大实施力度，倡导民间发动卫生运动，一步步催生了公共卫生系统的形成与完善。

英国作为工业革命的发源地，其城市化开端早，公共卫生系统的建立也走在世界前列。埃德温·查德威克（Edwin Chadwick）被称为"英国公共卫生之父"。作为律师和新闻工作者，他在1828—1829年连续发表了几篇针对公共卫生和城市改革的文章，初步形成了"公共卫生思想"。之后二十几年的时间里，这位首任政府卫生官推动了中央和地方卫生部门的成立，为推动全英国的卫生运动鞠躬尽瘁。

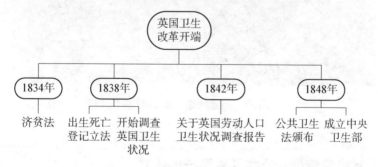

图2-7 "英国公共卫生之父"埃德温·查德威克开启英国公共卫生改革

在 1854 年那次霍乱大流行时，伦敦已经有了"城市下水道委员会"机构，已经有了《1848 年卫生法》和《城市下水道法》，但是伦敦的卫生状况仍旧非常糟糕，供水排水系统没有得到改善，在布罗德街水泵附近，排污管近在咫尺。

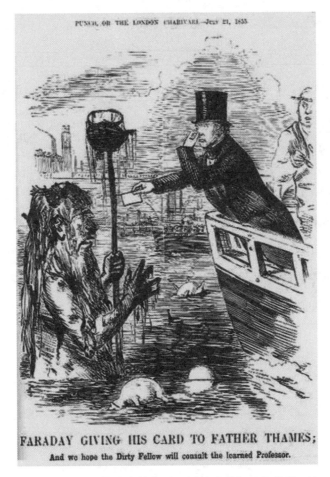

图 2-8　《法拉第给伦敦泰晤士河神名片》（艺术家：约翰·李奇，1855）

任何国家的改革都是充满艰难险阻的，需要几代人努力来实现理想目标。1854 年，由于中央和地方卫生部门矛盾激化，查德威克辞职，次年由已经在地方卫生管理部门工作了 6 年的约翰·西蒙（John Simon）继任卫生总署卫生官。西蒙一直工作到 1876 年退休，为英国的公共卫生事业奉献了 28 年，先后两次任卫生官励精图治，改革立法，加大实施力度，使英国公共卫生系统日臻完善。

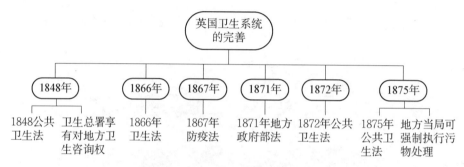

图 2-9　英国公共卫生系统在约翰·西蒙任职期日臻完善

美国外科医生 C·A·西弗雷德的论文《英格兰在卫生立法后》提供了英国公共卫生系统建立后的瘟疫数据，尤其是《1875 年公共卫生法》中显示：英格兰自 1880 年后，人口死亡率就再也没有超过 20‰。

由此可见，虽然各种瘟疫的元凶还未确定，但通过建立公共卫生系

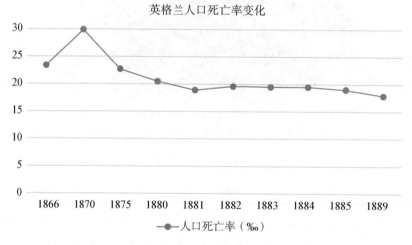

图 2-10　1875 年英国公共卫生法建立前后人口死亡率变化情况

统，可以有效切断传播途径，从而起到预防的作用。传染病层出不穷，找到真正的罪魁祸首需要时间，依赖于科技的进步，而在这个时间窗口恰恰是公共卫生系统发挥重要作用的时期。自《1875 年公共卫生法》颁布后，英国的公共卫生工作取得了长足发展，为世界其他国家提供了参考。

中国近代公共卫生法由上海开埠后租界范围内进行立法，上海最早的英租界开始于 1845 年 11 月，至 1943 年 8 月结束，历时近百年，对中国近现代历史产生了深远的影响。租界最早的公共卫生法被收入 1845 年的《上海土地章程》中，规定租界内禁止有损于公共场所卫生的很多具体行为。1869 年法租界颁布《公董警局警务路政章程》，1903 年公共租界颁布《工部局巡捕房章程》，都包含公共卫生内容。之后又有一系列针对性立法，如关于特殊场所立法：《工部局公共菜场章程》；关于食品加工的立法：《公董局管理饮料制造章程》；关于动物立法：《狂犬病及家犬户上口套管理条例》，另外印发各种便民手册宣传如何健康卫生地生活，如何预防疾病等。租界范围有限，时间有限，但是现代公共卫生立法管理的体系为晚清和民国时期提供了参照，也为新中国成立后快速建立我们自己的公共卫生系统提供了参考。

新中国成立后，微生物学、免疫学、医学药学都已经取得了不朽的成就，我国在公共卫生事业上从设立完备的卫生机构，培养大批专业人才、立法改革，加大财政投入等方面下功夫，60 多年的努力取得了举世瞩目的成就。

第 3 节　结核病是遗传病还是传染病

被称为"痨病"的肺结核伴随人类的历史非常悠久，在全世界范围内流行，经常有全家发病的情况。《简·爱》《呼啸山庄》的作者勃朗特姐妹英年早逝就是典型的例子。自古就有很多人认为结核病是遗传病，即使现在，结核病家族发病的概率依然很高。韩亚安等在论文中分析了河北省唐山市第四医院从 1991 年 10 月—2007 年 3 月门诊诊治 108 例结核病患者家族关系。

表 2-5　河北省唐山市第四医院门诊 1991 年 10 月—2007 年 3 月诊治的结核病患者家族关系

血缘关系	患者间关系	例数
直接血缘关系	（祖）父母与（孙）子（女）/兄弟姐妹	32 家 78 例
间接血缘关系	叔（姑）侄/舅（姨）外甥/表兄妹（弟）	9 家 18 例

我们可以看到，在 108 个病例中亲属关系共同患病现象明显，所以即使现在也有很多人怀疑结核病是否是遗传的。

第一个用实验来证实痨病的传染性的医生是法国的军医维尔曼（Jean-Antoine villemin，1827—1892）。他的研究流程如下：

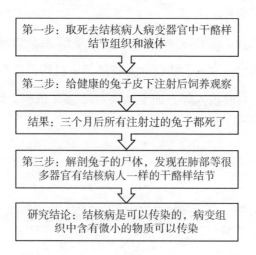

维尔曼认为结核病人的病变器官含有一种微小的生物，这些微小的生物在病人体内繁殖，导致了结核病，并且可以传染。随后，他又用同样的方法把干酪样病变组织和液体接种给多种动物，如鼠、猫、狗等，用了几年的时间来进一步证明结核病的传染性，并于1865年在法国医学会公布了他的发现，1868年出版了著作。维尔曼成为历史上第一个证明了结核病是传染病的科学家。然而，正如产褥热的第一个发现者亚历山大·戈登一样，维尔曼的发现并没有获得医学界的关注，因为当时科学界"细菌致病理论"还没有得到认可，虽然他的实验确凿地证明了结核病是由于一种微小生物的传染而引起的，但是他却无法让人们真正看到那种微小的生物。但是维尔曼的工作对科赫发现结核杆菌起到了至关重要的作用，科学研究的成果需要时间来验证。

【参考文献】

[1] 淮沙. 外科手术：从"夺命"到"救命"的历史 [J]. 生命世界，2010 (8)：72-75.

[2] 杨萍，陈代杰，朱慧. 从妇产科外科消毒理论与实践到"细菌致病理论"的形成和预防医学的诞生 [J]. 中国抗生素杂志，2020，45 (4)：374-393.

[3] 荣小雪，赵江波. 产褥热病原发现的方法论模型研究 [J]. 科学文化评论，2011，8 (4)：66-79.

[4] 冯娅. 英国公共卫生之父——查德威克 [J]. 世界文化，2012 (5)：16-18.

[5] 柳润涛. 约翰·西蒙与19世纪中后期的英国公共卫生改革 [D]. 南京：南京大学，2013.

[6] 王立民. 上海租界的现代公共卫生立法探研 [J]. 历史教学问题，

2014 (2)：17－22.

［7］韩亚安，李世明，张朋. 结核病家族遗传易感性探讨——附 108 例
分析［A］. 中国防痨协会. 2007 年中国防痨协会全国学术会议论文
集［C］. 中国防痨协会，2007：2.

［8］何玲. 西医传入中国：结核病案例研究（1900—1967）［D］. 上海：
上海交通大学，2011.

第3章　火眼金睛：发现病原

在微生物被发现之前，人们没有建立起良好的卫生习惯，使得传染病传播迅速而广泛，没有任何障碍。人类通过感觉器官感知外部世界，由于人体生物结构的局限，感知能力和范围都受到很大限制，传说中的"千里眼""顺风耳""筋斗云"表达出古人对延伸感官能力的朴素愿望，虽然无

法通过人体自身来实现，但是人类的智慧源于发达的大脑和灵活的双手，创造发明从未停止过，从微观到宏观，一点点揭开世界的神秘面纱。"工欲善其事，必先利其器"，微生物的发现归功于显微镜的发明，显微镜使奇妙的"小人国"呈现在人类的视野中。

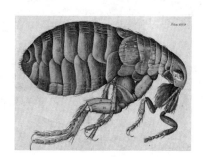

图 3 - 1　罗伯特·胡克（Robert Hooke）画的跳蚤

第 1 节　显微镜的发明

显微镜的发明和改造使人们发现和认识微观世界成为可能，下面是几位著名的发明和应用显微镜的科学家。

一、詹森（Janssen）：

第一台显微镜是由荷兰眼镜制造商詹森父子于 1590 年发明的，这台显微镜由三个管组成，两边的套管可以向中间滑动来放大倍数或调焦。虽

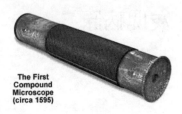

图 3-2　显微镜的始祖：詹森显微镜

然放大倍数和分辨能力都相当低，最多只能放大 10 倍，但这种显微镜却是显微镜家族中的"始祖"。詹森最早期的显微镜虽然没有留下来，但如今在荷兰米德尔堡（Middleburg）博物馆还陈列着一台 1595年制造的显微镜，上面刻着 Janssen 的名字。

詹森父子虽然发明了显微镜，但并没有用于科学研究，所以没有实现显微镜的真正价值。

二、罗伯特·胡克（Robert Hooke）：

罗伯特·胡克是 17 世纪英国著名的科学家，在物理学、天文学、生物学和建筑领域都有卓越贡献。其中最广为人知的是他建立了弹性体变形与力成正比的定律，即胡克定律。

作为物理学家，罗伯特·胡克在光学理论与实践方面都有很深的造诣，被誉为英国的"双眼和双手"。1665 年，罗伯特·胡克对原始显微镜进行改进，在自制的复合显微镜的右侧加了一个带油灯的支架，用来为显微镜下的标本照明。他用显微镜进行了大量观察，并且发挥自己的绘画天赋，把显微镜下的生物结构画成精美的图画。1665 年出版了著作《微物图解》（Micrographia），引起轰动，书中呈现了一个全新的丰富多彩的世界，开创了显微绘图的先河。罗伯特·胡克还观察了软木切片，看到很多小格子，命名为"cell"，现在我们都知道他观察到的是植物的细胞，细胞内容物已经消失，留下的是空的细胞壁。他是第一个观察到细胞的人。

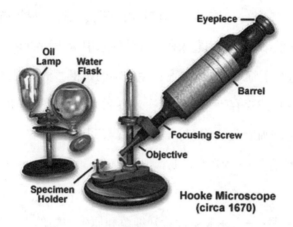

图 3-3　罗伯特·胡克显微镜（保存在华盛顿国家健康与医学博物馆）

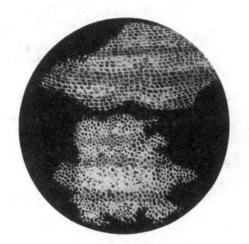

图 3-4　罗伯特胡克用显微镜观察到的细胞（壁）

三、安东尼·列文虎克（Antony van Leeuwenhoek）：

正所谓科学无国界，罗伯特·胡克的作品迎来了一大批追随者。荷兰人列文虎克 1632 年出生，业余爱好就是制作各种镜片，甚至到了痴迷的程度，他对罗伯特·胡克的显微镜镜片进行了改进，成功地使用单一透镜将样品放大至 270 倍。列文虎克不仅利用他的显微镜来观察描述从牙齿上刮下的碎屑中的细菌，还用它来研究在池塘水中所找到的原生动物，对很多种微生物进行了细致的观察，是微生物学的始祖。他把观察到的现象通过绘图记录等形式保存下来，他首次观察到人的精子，准确地描述了红细胞，证明毛细血管是真实存在的，并观察到血液循环，其中大多数都发表在《皇家学会哲学学报》上。他于 1680 年被选为英国皇家学会的会员。

列文虎克是第一个用显微镜看到细菌和原生动物的人，他对 18 世纪和 19 世纪初期细菌学和原生动物学研究的发展，起了奠基作用。

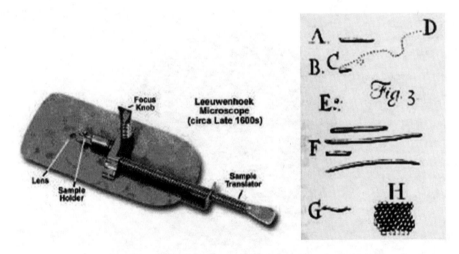

图 3-5　列文虎克显微镜及其观察到并绘制出来的微生物

第 2 节　瘴气致病

科学家和医学工作者从未停止对传染病病因的探索，但受古代科学技术的限制，人们只能凭借直接观察来寻找病因。通过观察，人们逐渐发现传染病流行的季节性和区域特点。他们发现无论什么人进入沼泽地区，都容易患疟疾，于是，人们猜测疟疾的病因是池沼地中的湿热之气。很多传染病的发生地大都环境污浊，气味难闻，人们认为其病因是污浊之气，即"瘴气"。古希腊名医希波克拉底（前 460 年—前 370 年）的"瘴气理论"和中国古代医生的观点"此病生于岭南，带山瘴之气"（《诸病源候论》）、"南方岚湿不常，人受其邪而致病者，因名瘴疟"（《景岳全书》）都是那个时期对传染病来源解释的代表。无论东方西方，古代医家最初都认为传染病是由"瘴气"所致。约翰·斯诺对伦敦霍乱传播的研究虽然都指向饮用不洁的水源，政府部门也采纳了他的建议，清洁水源，净化环境，建设完善了地下排水系统，但人们并没有放弃"瘴气致病"的思想，虽然人们不再片面相信神魔说，在病因的探索中取得了巨大的进步，发现了环境对疾病的影响，但这并不是现代科学意义上的进步，因为没有人提供充分的证据否定"瘴气致病论"，不能清清楚楚地看见真正的致病物。列文虎克用自制的显微镜来观察微观世界，发现了很多从未见过的微小生命，但并没有把微生物与疾病，尤其是传染病联系起来。直到巴斯德等人把微生物学和发酵过程以及疾病联系起来，在大量的科学实验支持下否定了"自然发生学说"，建立了"细菌致病论"，"瘴气致病论"才退出统治了几千年的历史舞台。

第 3 节　"细菌致病论"的诞生

这是一个具有划时代意义的理论，它像一把火炬，照亮了人类在传染病黑暗隧道中摸索前行的路——病原微生物陆续被发现，即使现在还没发现，科学家们也掌握了一系列越来越先进的科学方法，找到病原只是时间问题。

从 1795 年苏格兰的妇产科医生亚历山大·戈登发现产褥热具有传染性，到 1847 年匈牙利妇产科医生塞麦尔维斯进一步证实产褥热是经过医护人员之手传播并发明漂白粉洗手消毒方法，经历了半个世纪的时间，由于这种先进的科学发现与传统的"瘴气致病论"相左，无数母亲和胎儿付出生命的代价。传染病传递的是什么？这个世界难题一直萦绕在医学和科学界的上空。借助早已经发明的显微镜观察传染病病人的病变部位，是一种符合逻辑的科学思维方式。

一、第一个看到霍乱弧菌的科学家

《霍乱时期的爱情》是哥伦比亚作家加西亚·马尔克斯创作的长篇小说，首次出版于 1985 年。马尔克斯在小说中这样描述疫情的暴发：

"当乌尔比诺医生踏上故乡的土地，从海上闻到市场的臭气以及看到污水沟里的老鼠和在街上水坑里打滚的一丝不挂的孩子们时，不仅明白了为什么会发生那场不幸，而且确信不幸还将随时再次发生。""所有的霍乱病例都是发生在贫民区……设备齐全的殖民地时期的房屋有带粪坑的厕所，但拥挤在湖边简易窝棚里的人，却有三分之二在露天便溺。粪便被太阳晒干，化作尘土，随着十二月凉爽宜人的微风，被大家兴冲冲地吸进体内……"

小说虽然是虚构的，但作家形象而真实地描绘出了霍乱流行地区的人们的居住环境。1854 年夏天，伦敦霍乱再次暴发时，麻醉医生约翰·斯诺日夜穿梭于同样脏乱的街道上，舍生忘死、挨家挨户调查分析，终于锁定污染的水源是"祸水"，是霍乱的源头。在惨烈的死亡率和斯诺无懈可击的调查分析数据面前，英国政府终于下令着手清除城市垃圾，建设现代化的城市供水和排水系统，花数年时间下大力气构建第一个现代化城市。霍乱大规模暴发从此远离伦敦，伦敦的成功证实了斯诺的论证，也让人们相信改善环境是可以预防传染病的。

同样是 1854 年夏天，意大利弗罗伦萨再次暴发霍乱，弗罗伦萨大学解剖学教授菲利波·帕西尼（Filippo Pacini）和斯诺一样感觉重任在肩，他用精湛的显微镜技术和解剖技术探索病因。他在对患者死亡后不久的肠黏膜组织进行处理后用显微镜观察，发现了数目庞大的弯曲得像逗号一样的菌，他取名叫做弧菌（vibrions），并且在患者的粪便中也发现大量的弧菌。死者的肠黏膜组织遭到严重破坏，菲利波·帕西尼断定正是这些逗号一样的弧菌破坏腐蚀了患者的肠黏膜，使其排出"米泔水样便"。然而，对于"是弧菌造成霍乱病变，还是因患霍乱而产生了弧菌"，帕西尼与当时科学家展开了争论，在几千年笃信"自然发生学说"即为真理的时期，科学家和普通人一样都选择相信后者。

我们惊讶地发现，英国的约翰·斯诺和意大利的菲利波·帕西尼在同一时间段内从不同的角度分别研究霍乱，前者发现霍乱是通过污染的水源传播疾病，后者发现了引起霍乱的病原菌存在于病人的消化道内，综合分析两位科学家的研究成果即可得出结论：霍乱弧菌从患者的消化道排出，污染了水源，人们喝了霍乱弧菌污染的水后，霍乱弧菌在体内繁殖破坏消化道而引发霍乱。限于当时信息的闭塞，两位科学家无法共享他们的研究成果，使得他们伟大的发现不能互相支持，学说没能得到及时认可，只能封藏于各自的论文中供后人评述。

1966 年，菲利波·帕西尼去世 82 年后，国际细菌学命名委员会采用"帕西尼霍乱弧菌"作为霍乱病原体的正确名称。菲利波·帕西尼成为第一个发现霍乱弧菌的人。

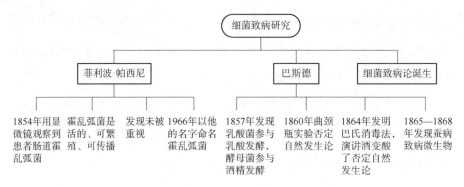

图3-6　细菌致病理论诞生

二、葡萄酒为什么变酸了——对发酵现象的探索

发酵技术历史悠久，大约4千多年前，人类的祖先就会酿酒。法国的葡萄酒在欧洲是很有名的，但酿好的酒常常会变酸，整桶芳香可口的葡萄酒，一段时间之后就会变成酸涩的黏液，这使酒商损失很大，有的甚至因此而破产。1856年，一家酿酒厂厂主请求时任法国里尔理学院院长、化学家路易斯·巴斯德（Louis Pasteur，1822—1895）帮助治疗"酒病"。

我们先回顾一下发酵过程的研究背景。18世纪到19世纪中叶是发酵过程研究的关键时期，当时对发酵过程有两种截然不同的观点，一种观点认为发酵是纯化学过程，另一种观点认为发酵是必须有酵母细胞参加的生物学过程。

最早对古老的发酵作用进行定量研究的科学家是法国近代化学之父安托万·拉瓦锡（Antoine Lavoisier，1743—1794），他的研究是酿酒科学的起点。他第一个科学发现是在酿酒过程中，糖分解后生成酒精和二氧化碳（碳酸气），且糖要在酵母的作用下才分解。拉瓦锡在对消化过程的研究中发现了多种催化物质，并将其统称为"酵素"。1836年，瑞典化学家永斯·雅各布·贝采利乌斯（Jöns Jakob Berzelius，1779—1848）提出发酵是糖在酵素的作用下分解了，酵母中的酵素也是一种催化剂。

1800 年开始，伴随生物学（Biology）慢慢从博物学中独立出来，显微镜成为生物学家最常使用的工具。1837 年德国动物学家西奥多·施旺（Theodor Schwann，1810—1882）在显微镜下发现葡萄酒里含有大量的酵母细胞，酵母细胞可以繁殖，如果加热杀死酵母细胞，葡萄汁就不会发酵形成酒精，于是施旺提出发酵过程中只有酵母活细胞存在，才能完成糖的分解作用从而产生酒精，生物学家认为细胞中存在超物理超化学的"活力"赋予生物体生命特征。这一观点不能为化学家们所接受，于是两种观点的世纪论战拉开序幕。

德国近代有机化学之父李比希（J. von Liebig，1803—1873）继承和发扬了拉瓦锡等化学家关于发酵的观点，1839 年和 1842 年发表论文和著作。李比希认为酵母中的酵素是十分活跃的粒子，能使糖快速分解。以这三位著名的化学家为代表的发酵过程理论认为，发酵是纯化学过程。

我们再回到 1856 年的法国里尔，法国化学家路易斯·巴斯德受葡萄酒生产商家之托，研究葡萄酒为什么总是变酸。身为化学家的巴斯德最难能可贵之处在于，他破天荒地把显微镜这个生物学家的工具搬进了化学实验室，并用它来观察没有变酸的葡萄酒和变酸的葡萄酒之间的区别。他惊奇地发现，正常葡萄酒中的酵母细胞呈椭圆形，变酸的葡萄酒中酵母有两种类型，一种是椭圆形，另一种为长杆状，经过化学分析得知葡萄酒中产生了乳酸。他猜想是这种杆状酵母产生的乳酸导致的酒变酸，所以将其命名为乳酸酵母（乳酸杆菌），巴斯德发现经过加热后乳酸杆菌可以被杀死，酒就不会变酸了，"巴氏消毒法"由此产生。

1857 年，巴斯德发表《关于乳酸发酵的记录》一文，里尔的葡萄酒变酸的问题得到了解决。巴斯德不久又发表了《关于酒精发酵》一文，主要观点是无论酿酒的过程还是变酸的过程都是微生物活动引起的，不是纯化学过程，没有酵母存在，酒精发酵无法进行。"发酵的化学作用，本质上是一种与生命活动有关的现象，随着生命活动的开始而开始，随着生命的停止而停止。"

　　以巴斯德为代表的生物学派和以李比希为代表的化学学派之间在发酵机制上发生了争论，这些学术争论促使双方进一步研究，客观上推动了科学技术的快速发展。1897 年，在爱德华·毕希纳（Eduard Buchner）等科学家的努力下，逐渐发现两种观点并不矛盾，最后揭示了发酵的本质，促进了生物化学的诞生和发展。

二、与自然发生学说的论战

　　地球上的生命是从哪里来的呢？对于这个问题，在古希腊时期，以亚里士多德的"自然发生学说"最为著名，这种思想一直到公元 17 世纪仍普遍为人们所接受，这种学说认为生物体可由无生命物质自发地产生。不洁的衣物会滋生蚤虱，污秽的死水会自生蚊蝇，肮脏的垃圾会自生虫蚁，粪便和腐臭的尸体会自生蝇蛆。亚里士多德认为晨露同黏液或粪土相结合就会产生萤火虫、蠕虫、蜂类等的幼虫。自然发生说在人们的心目中几乎是普遍存在且毫无疑问的信念，流传时间最长、影响最大。

　　1668 年，意大利宫廷医生佛罗伦萨实验科学院成员弗朗切斯科·雷迪（Francesco Redi，1626—1697）设计了三组实验，把肉装入广口瓶中，一组实验瓶口敞开，苍蝇可以飞入；第二组瓶口密封不透气；第三组用透

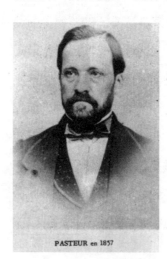

PASTEUR en 1857

图 3-7 1857 年的巴斯德
图片来源：美国国家图书馆（US national library of medecine-image from the history of medicine Portrait）

气的纱布封口，空气能进入但苍蝇不能进入，结果发现只有第一组的肉生了蛆，并且在纱布上有苍蝇产的卵，说明蛆是由苍蝇的卵生成的。

表 3-1　弗朗切斯科·雷迪的实验设计

是否生蛆	敞开瓶口 生蛆	密封不透气 不生蛆	纱布密封透气 不生蛆

雷迪第一个对"自然发生说"提出质疑，并且第一个用科学的对照实验来证明自己的假设，自然发生学说受到挑战。显微镜发明后，人们发现盖了纱布的肉虽然不能生蛆，但却滋生了无数的更微小的生物，于是人们认为低等动物仍可自然发生。

从发酵和腐败过程中都会观察到大量的微生物，但人们普遍认为恰恰是发酵和腐败过程中产生了微生物，微生物是发酵的结果而不是原因。意大利著名的博物学家、生理学家、实验生理学家拉扎罗·斯帕拉捷（Lazzaro Spallanzani，1729—1799）通过多次实验证实，将肉汤放在圆瓶中，煮沸 1 小时之后密封放置很长时间都不会再有微生物产生，于是他得出结论，肉汤中不会自发产生生物，即使是微生物也不能发生。但自然发生论的支持者认为是因为肉汤加热后容器密封，没有空气进入所以不能产生生命，由此自然发生学说继续为大多数人所信奉。虽然斯帕拉捷没有彻底驳倒微生物的自然发生说，但给予自然发生学说一个巨大的挑战，其后期研究具有重大意义。他早于巴斯德近一个世纪，用科学实验批驳微生物自然发生说，并且实验构思相当巧妙，对此巴斯德极为钦佩。

19 世纪 60 年代，法国微生物学家巴斯德进行了著名的鹅颈烧瓶实验。他把肉汤灌进三个烧瓶里，瓶颈弯曲成天鹅颈一样的曲颈瓶，瓶子都没有用塞子塞住瓶口，而是敞开着，外界的空气可以畅通无阻地与肉汤表面接触。然后把肉汤煮沸、冷却。第一个瓶子静止不动；第二个瓶子打断长长的瓶颈后放置不动；第三个瓶子倒转过来让肉汤接触瓶颈后再竖立起来静止不动，几天后观察结果。

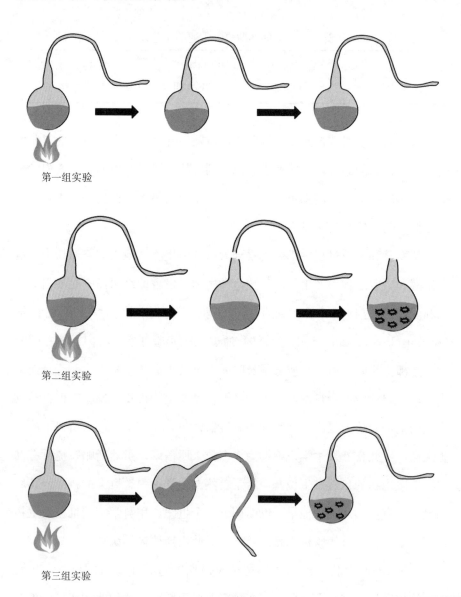

图 3-8 巴斯德的曲颈瓶实验（作者 Kgerow16）

过了三天，第二个和第三个烧瓶里的酒都出现了微生物，第一个烧瓶里却没有。他把第一个瓶子继续放下去：一个月、两个月，一年、两年……曲颈瓶里的肉汤仍然清澈透明，没有变质和产生生命，这是为什么呢？巴斯德解释说，第一个瓶颈虽然与空气相通，但瓶颈拉长弯曲，空气中的微生物仅仅落在弯曲的瓶颈上，而不会落入肉汤中生长繁殖引起腐败变质。第二个瓶子去掉细细的瓶颈后，悬浮在空气中的尘埃和微生物可以落入瓶颈直达液体，微生物在肉汤里得到充足的营养而生长发育，于是引起了肉汤的变质。第三个瓶子中的肉汤接触了黏在长长的瓶颈内壁上的，来自于空气中的微生物之后繁殖导致肉汤变质。

巴斯德"鹅颈烧瓶"实验的结果使人们坚信：生物只能源于生物，非生命物质绝对不能随时自发地产生新生命。这一观点被称为"生生论"。生生论推翻了自然发生论。

1865 年，法国南部暴发蚕病，巴斯德受农业部长委托带着他的显微镜奔赴病区。他用了几年的时间研究，亲自养蚕，处理蚕室。他用显微镜观察发现病蚕皮肤"胡椒子"一样的斑点在显微镜下呈现为小颗粒，把这种小颗粒涂到健康的蚕体或桑叶上，蚕就会生一样的病，由此断定蚕患的是一种传染病。巴斯德采用了类似"隔离"的方法进行筛选和处理病蚕，

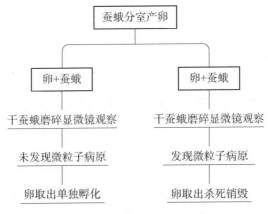

图 3-9　巴斯德治理蚕病方法

逐步淘汰病蚕，只用健康的蚕蛾产的卵来孵化后代，挽救了法国养蚕业，受到国家的表彰。

巴斯德开创了微生物学，建立起细菌致病论。他一生的科学研究分为三个阶段：化学研究阶段、微生物学研究阶段、医学免疫学研究阶段，开创疫苗研究的先河，直到今天，全世界的人都还在巴斯德科学成就的保护下生活。

表 3-2　巴斯德的主要贡献

时间	成就
1847 年	获巴黎高等师范学院化学博士学位
1848 年	在酒石酸盐的晶体研究中发现同分异构体获得了英国皇家学会颁发的朗福德奖章
1854—1857 年	提出细菌发酵理论
1862 年	当选为法国科学院院士
1864 年	开设自然发生讲座，发明巴斯德杀菌法
1865 年	研究蚕病，发现蚕病的起因与采用隔离消毒的预防措施
1880 年	研制出鸡霍乱疫苗
1881 年	研制出炭疽疫苗
1885 年	研制出狂犬病疫苗
1887 年	创立巴斯德研究所

第 4 节　发现传染病的元凶

2001 年对于美国人民是特殊的一年，纽约世贸大厦发生了震惊世界的 9·11 事件，接着，生物恐怖袭击来临，从 9 月 18 日到 11 月 16 日，恐怖分子将含有炭疽芽孢粉末的信件寄给政府工作人员和新闻媒体工作人员，造成有关场所的空气及环境也受到炭疽芽孢的污染，致使多人发病，其中有 5 人不治身亡，死因均为吸入性炭疽。炭疽杆菌非常细小，且其耐高温、抗干燥、不会被一般的消毒剂破坏，因而它可以潜伏在土壤里长达 40—50 年不死；一旦条件适宜，芽孢里面的细菌会像"发芽"一样长出来，又成了能够繁殖的细菌。正因为它具备这些特殊性，故成为恐怖分子进行恐怖袭击的首选。

炭疽病是古老的传染病，主要在草食性动物间流行，如牛、马、羊普遍易感，人类中度敏感，常因接触病畜或其污染的土壤等环境而染病，可以通过接触、饮食和空气传播，分别引起皮肤炭疽、肠道炭疽和肺吸入性炭疽。炭疽病因皮肤

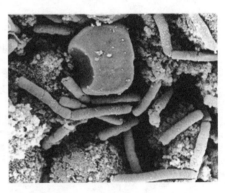

图 3-10 炭疽杆菌扫描电镜照片
图片来源：美国联邦政府网站 http://www.defenselink.mil/multimedia/about.html

炭疽会出现炭黑色结痂而得此名，被列为法定传染病。炭疽杆菌进入人体后繁殖速度快，毒性强，致死率高。历史上炭疽曾造成巨大灾难。古罗马时期就有炭疽病流行；在 19 世纪，中欧有 6 万人因患炭疽丧生，数 10 万牲畜死亡；仅俄国诺夫哥罗德的一个地区，1867 年至 1870 年间就有近 6 万头牲畜和 500 多人死亡。

炭疽杆菌不仅因为被当作恐怖袭

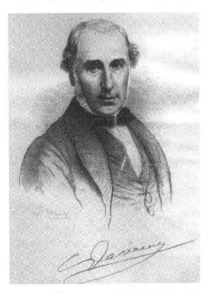

图 3-11 1899 年的达韦纳
图片来源：Originally published in A. Davaine, L'OEuvre de C. -J. Davaine. J. -B. Baillière, Paris 1899.

击的生物武器而闻名，它还是第一个被人类发现的病原微生物。

一、发现炭疽杆菌

1850 年，法国医生与兽医联合协会开始研究导致羊大量死亡的炭疽病，卡西米尔-约瑟夫·达韦纳（Casimir-Joseph Davainie，1812—1882年）当时是一名医生，他与著名的医生雷野共同研究。他们发现羊炭疽可以通过血液的接种由一只羊传给另一只羊或者另一种动物体，比如牛和马。两位医生还用显微镜观察生病动物的血液，他们惊奇地发现血液中有大量的线形或杆形一动不动的小东西。

表3-3　1850 年达韦纳实验取样血液及观察结果

血液类型	健康羊/牛/马血液	炭疽病死去的动物血液	接种病羊血患病死亡动物血液
实验结果	无杆状物	大量杆状物	大量杆状物

达韦纳推测：杆状物破坏了血液，从而使动物生病死亡，并且可以通过血液传播。然而按照当时的自然发生学说，杆状物应该是动物血液腐败后产生的，1850 年达韦纳没有进一步实验验证他的假设。受到巴斯德对发酵现象研究后发表的系列文章启发，1863 年达韦纳再次对羊炭疽病展开深入研究。

表3-4　1863 年达韦纳实验取样血液及观察结果（把血液中的杆状物命名为细菌）

血液类型	健康羊血液	炭疽病羊血液	接种病羊血的兔子死去后血液	接种病羊血患病死去兔子的腐败血液
实验结果	无杆状细菌	大量杆状细菌	大量杆状细菌	无杆状细菌

达韦纳实验结果显示：对接种病羊血液而死去的兔子进行取血观察，

发现有大量杆状物，等血液放置腐败后再观察，杆状物消失了。他把这种杆状物叫做细菌。他在写给科学院的报告中写道：在感染了的牲畜血中，细菌的出现先于发病现象，并且看到，只要血中不含炭疽细菌，便不会传播疾病。在达韦纳的科学实验面前，医学界仍然执拗地认为疾病源于自身，不是由外界因素造成的。

达韦纳的名字虽然没有像巴斯德、科赫那样家喻户晓，但他在人类攻克传染病方面所做的开拓性贡献被永远载入了史册。

当巴斯德在法国进行轰轰烈烈的微生物实验，"细菌致病"理论逐渐深入人心之时，远在德国的年轻医生罗伯特·科赫（Robert Koch，1843—1910 年）在一个小镇兢兢业业行医的业余时间里，也在如痴如醉地探索微生物致病这一未知领域。19 世纪 70 年代，巴斯德和科赫在自己的实验室研究同一种病——炭疽病。

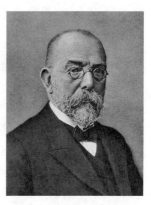

图 3－12　德国细菌学家罗伯特·科赫（Robert Koch，1843—1910）

科赫工作的镇上的人请科赫去给生病的羊看病，不久有农场多头牛生病死去，科赫开始了寻找病原的研究。科赫在显微镜下观察到的死去动物的血液结果和法国医生达韦纳看到的结果一样——有很多"小棍"或连接缠绕成"线团"样子的东西。科赫推测这可能是炭疽病原，然后开始系列研究工作，包括三个方面：

第一、观察：每个患病动物的血液是不是都含有杆状物。

第二、接种：把患病动物的血液接种给小白鼠，是不是引起同样的疾病。

第三、验证：接种过血液的小白鼠体内是否有同样的杆状物。

他经过大量的观察和反复接种实验，发现只是在小鼠尾部伤口上涂很少的菌，第二天在它血液中就会发现大量的相同的杆菌，说明杆菌在鼠体内快速繁殖，证实了杆状细菌的传递链闭环。

科赫又给自己提出问题，如何确认就是这种杆状细菌引起的炭疽病呢？它只能在动物体内繁殖吗？

于是科赫开始了他最伟大的创新研究，取得了举世无双的成就：他发明了微生物的体外培养技术——悬滴培养，他利用这个装置，用牛眼睛的房水做培养基，并在与牛体温相同的条件下培养炭疽杆菌，这样做既可以防止杂菌污染，又便于随时观察培养物的生存状态。

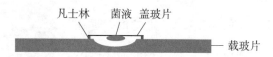

图 3-13　科赫发明的微生物悬滴培养技术

科赫由此发现了炭疽杆菌的生活史：杆状菌——芽孢（休眠体）——杆状菌。科赫发现经过长时间放置、菌液干燥后，杆菌变成了极小的珠状，几个月后这些珠状物仍然存在，这些珠状物是炭疽杆菌离开活体后的存在状态，可以长期存活，回到动物体内又恢复杆状繁殖状态。科赫将其叫做芽孢。

科赫在实验记录中这样写道："炭疽病在活着的动物体内是以小棍状物存在，在动物死后或离开动物身体时，由于客观条件恶化，它以小串珠子形式的孢子形态存在，至于在野外，它以小得眼睛看不见的串珠形式散在各个角落。当它再次进入动物体内时，马上恢复成小棍形状并迅速繁殖，进而破坏血液。"他还

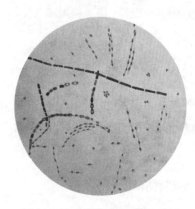

图 3-14　显微镜下的炭疽杆菌及芽孢

图片来源：美国疾病控制中心公共卫生图像库：Centers for Disease Control and Prevention's Public Health Image Library （PHIL）, with identification number ♯1792.

提出了有效预防炭疽病的方法：将所有死于炭疽的牲畜深埋或焚烧。

　　33 岁的年轻医生科赫于 1876 年受著名植物学家、细菌学家科恩
(Ferdinand Cohn, 1828—1898) 教授邀请（当时细菌被看作植物学的一个分支）
去给专家们宣讲他的研究成果，之后在《植物生物学杂志》上发表了《炭疽病
病原学——论炭疽病杆菌发育史》的报告，引起巨大的反响。这是人类历史
上第一次系统地用科学的方法证明某种特定的微生物是某种特定疾病的病原。

　　几乎与科赫同时，1876 至 1877 年间，法国的微生物学家巴斯德用了
一系列出色的实验也证明了炭疽杆菌在生长繁殖中能产生极小的芽孢，而
芽孢甚至能在 70～95℃下存活上几个小时，没有氧气也无损于它。巴斯
德和科赫在微生物研究方法上的创新具有划时代的意义，从此揭开了人类
攻克传染病的历史篇章。

二、结核杆菌的发现

　　巴斯德和科赫的成就掀起了一股研究病原菌的热潮，然而大家所具有

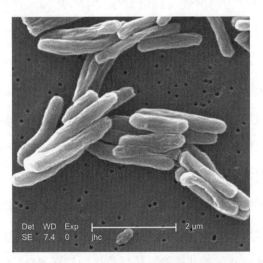

图 3-15　结核杆菌扫描电子显微镜照片

图片来源：美国疾病控制中心公共卫生图像库 This media comes from the
Centers for Disease Control and Prevention's Public Health Image Library (PHIL),
with identification number ♯8438

的一个共同的困惑是，微生物培养时很容易污染，多种微生物混合培养很难证实哪种菌是病原体，怎么才能把一种菌单独分离出来呢？

科学家善于观察的眼睛和时时刻刻思考问题的头脑使得他们总能走在常人的前面。科赫偶然发现煮熟的马铃薯上长满了各种颜色的菌苔，他通过显微镜观察发现每个单个菌苔上的种类都是相同的，经过思考他豁然开朗，每一个菌苔或者叫做菌落都是由空气中一个菌的细胞分裂繁殖来的，它们都属于同一种菌，再把单个菌落的菌转移到另一个培养基上就实现了纯培养。他的助手佩特里（Julius Richard Petri，1852—1921 年）设计了培养皿，在实验室中发现了比明胶（熔点在 24～28℃，细菌在 37℃培养）熔点更高的"琼脂"（常用海产的麒麟菜、石花菜等制备的植物胶，95℃熔化，40℃开始凝固，产自海南而得名），并将其作为固体培养材料，把琼脂和肉汤一起煮化，再倾倒在培养皿里冷却后做成固体培养平板。这种培养基至今仍是最重要的微生物分离纯化工具，它的发明是微生物研究方法上的一次革命。

1881 年科赫作为德国代表到伦敦参加第一届国际医学会议，并做了细菌纯培养的报告，得到巴斯德的当场赞扬，当时的医学泰斗们着重讨论了"白色瘟疫"结核病，寻找结核病原成为科赫的下一个研究目标。

科赫取死于结核病的结核组织制成悬液，一部用于接种动物实验，一部分用来制成装片用显微镜观察，他用各色化学染料给结核节涂片染色，经历无数次失败后，终于发现亚甲基蓝染色组的视野中出现了一些染成蓝色的纤细弯曲的杆菌。他反复给不同的动物接种后进行观察，结果显示发病的动物都能显示同一种杆菌，他断定这就是结核病原菌。但是一向缜密的科赫接着又做了不同寻常的创造性的工作，他用血清固体培养基进行结核杆菌的纯培养，将获得的结核杆菌接种到豚鼠体内，再次引发了结核病。至此，科赫完美地证实了他看到的并且分离出来的结核杆菌就是结核病的病原菌。1882 年 3 月 24 日，科赫在柏林生理学协会的会议上宣布了这一重大发现。后来每年的 3 月 24 日就被定为"世界防治结核病日"。他也因此荣获 1905 年诺贝尔生理学或医学奖，被尊为"细菌学之父"。

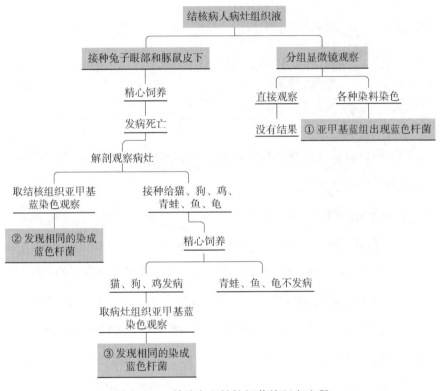

图 3-16　科赫发现结核杆菌的研究流程

表 3-5　罗伯特·科赫的部分研究成果

时间	成就
1876 年	发明悬滴培养法 发现第一种病原菌炭疽杆菌
1877—1880 年	发明细菌固定和染色法 开创显微摄影技术 发明第一种固体培养基：土豆片 发明蒸汽灭菌法

续 表

时间	成 就
1881 年	发明了琼脂平板细菌培养技术 发明细菌纯培养技术
1882 年	发现并分离出结核杆菌
1883 年	分离出霍乱弧菌 提出预防霍乱的方法
1884 年	提出"科赫原则"
1890 年	发现结核菌素
1905 年	荣获诺贝尔生理或医学奖

经过大量的科学研究，科赫建立了一套判断特定传染病致病菌的法则，称为"科赫原则"：

1. 在所有病例中都能找到这种菌。

2. 从患病个体中分离出来并进行纯培养。

3. 把纯培养的菌接种给健康动物，健康动物仍然能患同样的疾病。

4. 接种后患病的动物能分离出同样的菌，并在体外实现纯培养。

科赫将发现结核杆菌的研究成果在柏林生理学会的集会上进行宣讲，如此严谨的研究过程、惊人的研究成果折服了所有与会的医学泰斗们，科赫开创了医学新纪元，世界各国的科学家们都争相投入到病原微生物的发现工作中来，成果像雨后春笋般涌出，为人类走出传染病的阴霾开辟了道路。

表 3-6　1854—1906 年部分科学家发现的细菌

发现年代	疾病名称	细菌名称	发现人	国籍
1854	霍乱	霍乱弧菌	帕西尼 (Pacini, F.)	意大利
1873	麻风	麻风杆菌	汉森 (Hansen, G. A.)	挪威

续 表

发现年代	疾病名称	细菌名称	发现人	国籍
1877	炭疽病	炭疽芽孢杆菌	科赫 (Koch, R.)	德国
1878	化脓	葡萄球菌	科赫 (Koch, R.)	德国
1879	淋病	淋病奈瑟氏菌	奈瑟 (Neisser, A. L. S.)	德国
1880	伤寒	伤寒沙门氏菌	艾博斯 (Eberth, C. J.)	德国
1881	化脓	链球菌	阿格斯通 (Ogston, A.)	英国
1882	结核病	结核分枝杆菌	科赫 (Koch, R.)	德国
1883	白喉	白喉棒状杆菌	克瑞布斯 (Krebs, T. A. E.)	德国
1884	破伤风	破伤风梭菌	尼可奈尔 (Nicolaier, A.)	德国
1885	腹泻	大肠埃希氏菌	埃希 (Escherich, T.)	德国
1886	肺炎	肺炎链球菌	弗兰克尔 (Franenkel, A.)	德国
1887	脑膜炎	脑膜炎奈瑟氏菌	威克塞保 (Weichselbaum, A.)	奥地利
1894	鼠疫	鼠疫耶尔森氏菌	北里 (Kitasato, S.) 耶尔森 (Yersin, A. J. E.) 分别独立发现	日本 法国
1896	肉毒中毒	肉毒梭菌	埃尔门坚 (Van Ermengem, E. M. P.)	比利时
1898	痢疾	痢疾志贺氏菌	志贺 (Shiga, K)	日本
1903	梅毒	苍白密螺旋体	夏定 (Schaudinn, F. R.) 和霍夫曼 (Hoffman, E.)	德国
1906	百日咳	百日咳博德特氏菌	博德特 (Bordet, J.) 和根高 (Gengou, O.)	比利时

三、沙眼衣原体的发现

沙眼是一种慢性传染性结膜角膜炎，因其在眼睑结膜致使表面形成粗糙不平的外观，形似沙粒，故名沙眼。沙眼会造成异物感、畏光、流泪等症状，严重影响视力，甚至导致失明。公元前1500多年古埃及纸草书中就有记载，我国《黄帝内经》上也有记载。1954年世界大流行，我国有一半以上人口患病，在边远山区甚至还造成"十眼九沙"的严重局面。

当时关于沙眼病原体有两种说法，一种为"细菌说"，以细菌学之父科赫的研究成果为代表，一种是"病毒说"，争论多年没有定论。我国当时微生物领域最权威的科学家汤飞凡（1897—1958）基于早前大量微生物研究，有自己的想法和思考，他认识到微生物从细菌到病毒之间可能存在中间类型，体现出一位伟大科学家的科学预见力和敏锐的洞察力。

汤飞凡于1954年6月带领助手们开始潜心研究沙眼病原体。开始时用日本学者培养病毒的方法进行培养和分离，把病原体标本接种到幼鼠脑内进行培养，用了2500只幼鼠，结果却都失败了。后选用鸡胚卵黄囊接种病原标本，因为已经发现链霉素不能抑制沙眼，所以用链霉素抑制杂菌污染，仅仅8次实验后就成功分离出一株沙眼病毒（当时名称），命名为TE8，T代表沙眼，E代表鸡胚，8表示实验次数。后来许多国家实验室把它叫做"汤氏病毒"。

表3-7　汤飞凡等培养分离出沙眼病原体（当时叫沙眼病毒）

病原体来源	沙眼病人眼结膜刮屑物	
接种部位	幼鼠脑内	鸡胚卵黄囊
抑菌剂	无	链霉素
实验重复次数	2500	8
实验结果	失败	分离出沙眼病毒（TE8）

　　汤飞凡通过进行动物和人体感染实验，成功感染了猴子，建立了恒河猴动物模型。他发现感染后的恒河猴具有不同于人体的病症。分离出 TE8 之后，因为已经找到治疗沙眼的特效药物，可以及时进行治疗，他又向卫生部提出人体感染试验申请，但是卫生部没有同意汤飞凡的要求。1958 年，他在新年假期里不声不响地将沙眼病毒接种入自己的一只眼睛，造成了典型的沙眼，另一只眼睛作为对照，后来又重新把病毒分离出来。为了能观察到整个病理过程，他带着病痛坚持了 40 多天后才接受治疗。他通过对自己的人体试验确信无疑地向世人证实了他所分离的病毒对人的致病性，从而完全、彻底地解决了延续 70 多年的关于沙眼病原的争论。随着对病原体的深入研究，汤飞凡逐渐发现它与病毒的不同之处，1970 年他为这种介于细菌和病毒之间、对抗生素敏感的微生物建立了一个独立分支——衣原体，汤飞凡成为名副其实的"衣原体之父"，使微生物分类学发生重大变革。

　　汤飞凡是世界上发现重要病原体的第一个中国人，也是迄今为止唯一一个获此殊荣的中国人。1981 年，国际沙眼防治组织为汤飞凡颁发了沙

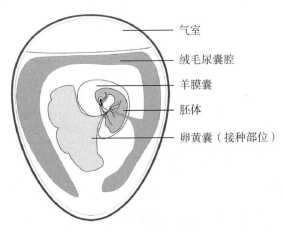

图 3-17　鸡胚结构模式图

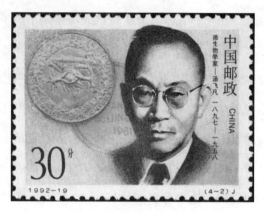

图 3-18　1992 年中国邮电部发行的微生物学
家汤飞凡纪念邮票

眼奖状和奖金。1992 年 11 月 22 日中国邮电部发行了一套"现代科学家"
纪念邮票，汤飞凡以其卓越的医学成就位列其中。

表 3-8　沙眼衣原体的研究历史

年代	科学家	病原体认定	研究成果结局
1887	科赫	科-魏氏杆菌	被否定
1920 左右	C·尼克拉	病毒	被否定
1928	野口英世	颗粒杆菌	被否定
1930	汤飞凡	否定细菌	成立
1955	汤飞凡	沙眼衣原体	成功

四、病毒的发现

当巴斯德和科赫集中精力研究各种引起人类传染病的病原菌的分离和
培养方法时，德国农业化学家阿道夫·麦尔（Adolf Eduard Mayer，
1843—1942）1879 年开始研究引起烟草减产达 30％～50％，表现为植株
矮缩、叶子卷曲、叶色深浅不一、上长有很多斑纹的一种病，并于 1882

年将这种病命名为"烟草花叶病"（Tobacco Mosaic Disease）。麦尔排除了温度、水分、土壤等外界因素引起疾病的可能，受科赫 1876 年在《植物生物学杂志》上发表的《炭疽病病原学——论炭疽病杆菌发育史》研究成果启发，开始研究烟草花叶病是不是传染病。麦尔的研究分三步进行，第一步注射实验证明了烟草花叶病具有传染性，第二步培养实验没有培养出任何细菌或真菌，第三步观察实验用显微镜观察，也没有找到任何病原菌。麦尔于 1886 年发表了他的研究成果，最先证明烟草花叶病是传染病。

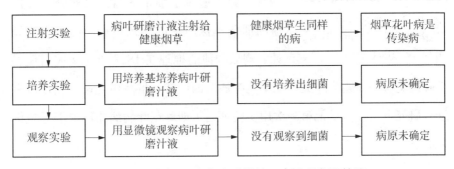

图 3-19　麦尔 1886 年实验设计、实验现象及结论

1887 年在俄国圣彼得堡大学读书的德米特里·伊凡诺夫斯基（Dmitri Ivanovsky，1864—1920）也同时在研究烟草疾病，1892 年他重复了麦尔的实验，得出相同的结论：烟草花叶病是传染病。他用单层和双层滤纸过滤了研磨液后再注射给健康烟草，发现烟草也会发病，他推测细菌很小，他再次用 1884 年由巴斯德的同事、法国微生物学家查理斯·尚柏朗（Charles Chamberland，1851—1908）发明的无菌的尚柏朗细菌过滤器（滤芯上的滤孔直径为0.1～1 微米，即使是非常微小的细菌也无法通过滤芯）过滤研磨液后给健康烟草注射滤液，结果健康的烟草也发病

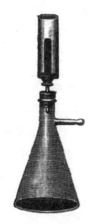

图 3-20
尚柏朗细菌
过滤器

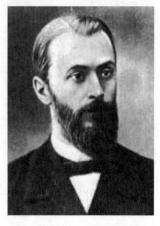

图 3-21 德米特里·伊凡诺夫斯基（Dmitri Iva-novsky, 1864—1920）

了，如果病原是细菌，研磨液经过连最小的细菌都无法滤过的尚柏朗细菌过滤器，滤液中应该没有细菌了，所以滤液不会使健康烟草发病，然而事实相反，伊凡诺夫斯基无法解释这种实验结果，他推测应该是细菌过滤器质量有问题，让很小的细菌通过了，所以滤液具有了感染性，也可能是因为细菌产生的毒素分子通过了细菌滤器，毒素分子在健康的烟草植株内扩散导致生病。他把实验设计、现象和他的推理在 1892 年向圣彼得堡科学院提交了一篇题为"关于烟草花叶病"的论文，虽然伊凡诺夫斯基没有继续研究下去，但是他第一次用实验证明了烟草花叶病病原体能够通过细菌滤器。

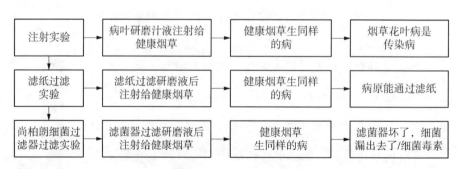

图 3-22　伊凡诺夫斯基 1892 年实验设计、实验现象及结论

1897 年，荷兰植物学家和微生物学家贝叶林克（Martinus Beijerinck，1851—1931）在麦尔的影响下对烟草花叶病进行深入研究。贝叶林克也使用尚柏朗细菌过滤器过滤病叶的研磨液，除了重复了伊万诺夫斯基的实验之外，他还利用对照法完成了稀释实验、干燥实验和感染力保持时间实验。贝叶林克用大剂量无菌水稀释上述滤液后进行等体积注射实验发现仍

然能使健康烟草染病，染病程度与未稀释的滤液没有区别，他推测感染因子不是无生命的分子，而是经过稀释后的感染因子进入烟草活体内进行了增殖，才使得本应因稀释降低的感染力得以提升。感染因子如果是细菌，用它在烟草植株内接触的环境和营养物质进行培养应该可以增殖，于是他又用等体积大剂量无菌水和无菌健康叶片研磨液分别稀释滤液后检验感染力，发现几乎没有区别，说明病原体在加入健康叶片研磨液作为营养的条件下没有繁殖。

表3-9　贝叶林克1897年的实验设计、实验现象和结论

实验组别	材料处理	实验现象	实验结论
对照组	滤液原液	具有感染性	感染因子不是无生命物质
实验组1	滤液＋大剂量无菌水	感染力几乎不变	
对照组2	滤液＋等剂量无菌健康烟草研磨液	感染力几乎不变	感染因子未在研磨液中增殖

贝叶林克把这种烟草花叶病的病原体叫做"传染性活流质"（contagium vivum fluidum），经常使用"virus"——病毒一词，它的特征包括：具有传染性，能通过细菌滤器，能在烟草体内增殖，不能在体外增殖。

表3-10　贝叶林克1897年的实验设计、实验现象和结论

实验组别	材料处理	实验现象	实验结论
对照组	滤液原液	具有感染性	感染因子离体可以长期存活，但不能在离体条件下增殖，到烟草活体内即可增殖，感染因子不耐高温
实验组1	滤液原液无菌保存三个月	感染性不变	
实验组2	滤液浸泡的滤纸40℃干燥后	仍然具有感染性，感染力有所不降	
实验组3	病叶干燥后保存2年	仍然具有感染性，感染力有所下降	
实验组4	滤液90℃干燥后	不再有感染性	

之后对于烟草花叶病毒（TMV）的研究一直延续着，但进展缓慢，直到 1933 年，美国生物化学家斯坦利（Wendell Meredith Stanley，1904—1971）在前人的基础上开始研究烟草花叶病病毒的提取分离，他发现用胃蛋白酶处理提取物后就会失去活性，认为该病毒中含有蛋白质，于是他用提取蛋白质的方法进行提取病毒并获得成功，1935 年分离出病毒结晶，并通过实验验证它具有感染性来确定分离到的成分确实是病原体。斯坦利因其研究成果于 1946 年和萨姆纳、诺斯罗普一道被授予诺贝尔化学奖。这是病毒研究领域的第一个诺贝尔奖。

蛋白质是一种化学物质，怎么会具有传染性呢？这一点一直是生物学家产生质疑的地方，化学家也怀疑烟草花叶病毒成分的纯度。1936 年，英国两位植物病理学家鲍顿（F. C. Bawden）和皮里（N. W. Pirie）合作对提取的烟草花叶病毒（TMV）结晶进行检测后发现，结晶中的含氮量为 16.7%，含磷量为 0.5%，含糖量为 2.5%。经过进一步分析鉴定得出结论：烟草花叶病毒大约是由 95% 的蛋白质和 5% 的核酸组成。

TMV 的化学成分已经得到证明，然而却难以在普通显微镜下看到真面目。1933 年，两位德国年轻人恩斯特·鲁斯卡（Ernst Ruska，1906—1988）与波多·冯·波里斯（Bodo Von Borries，1905—1956）合作，成功研制出了全球第一台以电子束为光源、分辨率远远超过光学显微镜的电子显微镜，经过改进之后，1939 年西门子公司正式推出第一台商用电子显微镜，考舍等人使用这台电子显微镜成功观察到了烟草花叶病毒。至此，烟草花叶病毒（TMV）作为人类观察到的，区别于细菌这种病原体形式的微生物终于出现在人类视野中——形态呈现长杆状，直径大约为 15 纳米，长度为 150 或 300 纳米。

1956 年，美国两位科学家吉尔（A. Gierer）和施拉姆（G. Schramm）成功分离了 RNA 与蛋白质，为了找出哪种物质控制子代病毒的增殖，他们分别用分离出的蛋白质和 RNA 接种健康的烟草，观察其发病情况，最后发现用提纯过的 RNA 去给烟草接种，结果烟草叶子上出现了典型的花叶病斑；而当用核糖核酸酶对 RNA 进行处理后，再给烟草接种，烟草叶子上并不会出现病斑。吉尔和施拉姆指出，RNA 是烟草花叶病毒的遗传物质，烟草花叶病毒的 RNA 成分在接种后的烟草叶片中能够诱导合成新的烟草花叶病毒。

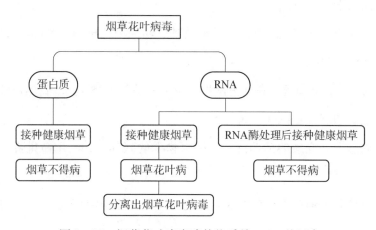

图 3-23　烟草花叶病毒遗传物质是 RNA 的证实

表 3-11　烟草花叶病毒发现历史

时间	科学发现	科学家
1886 年	烟草花叶病有传染性	麦尔（荷兰）
1892 年	烟草花叶病滤过性病原体	伊凡诺夫斯基（俄国）
1898 年	烟草花叶病病原体可以在体外存活，在生物体内增殖，称为 virus（病毒）	贝叶林克（荷兰）
1935 年	获得病毒结晶，鉴定出成分为蛋白质	斯坦利（美国）
1936 年	发现烟草花叶病毒由 RNA 和蛋白质组成	鲍顿和皮里（英国）
1939 年	电子显微镜观察到烟草花叶病毒	考舍（德国）
1956 年	烟草花叶病毒的遗传物质是 RNA	吉尔和施拉姆（美国）

【参考文献】

[1] 刘锐. 糖酵解过程的发现史 [J]. 医学与哲学 (B), 2015, 36 (9): 91-96.

[2] 金世琳. 乳酸菌的科学与技术 [J]. 中国乳品工业, 1998 (2): 14-16, 20.

[3] 徐莉莉. 巴斯德的科学贡献、科学方法和科学精神 [D]. 南宁: 广西大学, 2001.

[4] 邢润川, 李三虎. 李比希学派及其成功原因分析 [J]. 科学学研究, 1989 (4): 86-98.

[5] 魏屹东. 巴斯德: 科学王国里一位最完美的人物 [J]. 自然辩证法通讯, 1998 (4): 58-68.

[6] 周志远. 变酸的葡萄酒——微生物学的兴起 [J]. 生命世界, 2007 (1): 92-97.

[7] 郭松泉. 葡萄酒古董中的人物之六 拉瓦锡与酒精发酵 [J]. 酿酒, 2010, 37 (6): 90-91.

[8] 张殷全. 酵素学说: 机械论与活力论之争 [J]. 化学通报, 2007 (9): 718-724.

[9] 周志远. 自然发生的论战 [J]. 生命世界, 2006 (6): 89-92.

[10] 陈俊升, 陈代杰, 路慧丽. 传染病背后的科学——从"N 个第一"的诞生到传染病的防治 [J]. 中国抗生素杂志, 2020, 45 (4): 315-346.

[11] 让·罗斯丹, 刘德英. 探求真理的人——达韦纳 [J]. 自然杂志, 1982 (5): 382-386, 400.

[12] 王敬照. 探秘最早发现的病原菌 [N]. 河北日报, 2015-06-29 (005).

[13] 廖延雄. 炭疽邮件——发生于美国的恐怖主义事件 [J]. 畜牧与兽医，2003 (7)：1-2.

[14] 邓元慧，王国强. 人类对微生物的发现与探索之路 [J]. 张江科技评论，2019 (2)：72-77.

[15] 夏钊. 从"范式"的视角看结核杆菌的发现 [J]. 自然辩证法通讯，2018，40 (11)：134-142.

[16] 杜琼，孔维宝，汪洋，等. 微生物学研究中的诺贝尔奖获得者及其贡献 [J]. 生物学通报，2014，49 (8)：58-62.

[17] 谢德秋. 结核杆菌发现者罗伯特·科赫——纪念结核杆菌发现 100 周年 [J]. 自然杂志，1982 (9)：697-703，720.

[18] 李晓光. 葡萄球菌与链球菌的发现 [J]. 中国矫形外科杂志，2012，20 (8)：723.

[19] 张贞发. 发现病毒简史 [J]. 中华医史杂志，2000 (2)：90-92.

[20] 何玲. 西医传入中国：结核病案例研究（1900—1967）[D]. 上海：上海交通大学，2011.

[21] 曹元华. 韩森与麻风杆菌的发现 [J]. 中国麻风皮肤病杂志，2004 (1)：94-95.

[22] 潘绍武. 沙眼衣原体的发现与汤飞凡精神——纪念汤飞凡教授逝世三十一周年 [J]. 科学技术与辩证法，1989 (4)：41-42.

[23] 王楼. 沙眼衣原体的发现者汤飞凡 [J]. 现代班组，2017 (1)：52-53.

[24] 周程. 病毒是什么？——人类发现首个病毒的过程考察 [J]. 工程研究-跨学科视野中的工程，2020，12 (1)：92-112.

[25] 任衍钢，宋玉奇，白冠军，卫红萍. 烟草花叶病毒的发现、揭示和生物学意义 [J]. 生物学通报，2014，49 (12)：55-58.

第 4 章　锻造铠甲：疫苗发明

在认识传染病之前，人类在明处，细菌和病毒在暗处，俗语说"明枪易躲，暗箭难防"，一旦暴发，损失惨重。最古老的传染病天花，死亡率高达 25～40％，在儿童中甚至达到 75％，人类的祖先们发现一种奇怪的现象，某人不幸得了天花，好像真的会应那句"大难不死，必有后福"的俗语，幸存者虽然绝大多数麻脸或失明，但从此以后他就永远被天花魔咒赦免了。康熙皇帝作为皇三子而被立为顺治皇帝的接班人，很大程度上是因为小时候得过天花，后来成为清朝历史上在位时间最长的皇帝。得过天花之后的人好像穿上了铠甲，再也不怕这个劲敌了。人们发现很多传染病如麻疹、水痘、百日咳等都具有同样的特点，科学家开始思索，如何让人轻微地患一次传染病，然后就获得了对这种传染病的抵抗能力呢？以最小的代价换取最大的收获，疫苗终于诞生了。历史上第一种真正的疫苗——牛痘苗诞生于 1798 年，50 多年后，科学家才发现第一种病原体炭疽杆菌，110 年后才发现天花病毒。19 世纪巴斯德创立了"细菌致病理论"，科赫发明了一系列微生物学研究方法，两位微生物学的创始人带领他们的团队在传染病病原体的发现之路上披荆斩棘，硕果累累，各种致病菌陆续显出"庐山真面目"，各种疫苗如雨后春笋般被研制出来。现在人类从出生开始按照计划接种不同的疫苗，播种一个个希望，收获各种免疫力，一件件铠甲保护着我们的健康。

第 1 节　从人痘苗到牛痘苗

曹雪芹著《红楼梦》第二十一回中有这样一段："谁知凤姐之女大姐病了，正乱着请大夫来诊脉。大夫便说：'替夫人奶奶们道喜，姐儿发热是见喜了，并非别病。'王夫人凤姐听了，忙遣人问：'可好不好？'医生回道：'病虽险，却顺，倒还不妨。预备桑虫猪尾要紧。'凤姐听了，登时忙将起来：一面打扫房屋供奉痘疹娘娘，一面传与家人忌煎炒等物……外面又打扫净室，款留两个医生，轮流斟酌诊脉下药，十二日不放家去……"

凤姐的女儿大姐得的病可能是水痘、麻疹或天花，所以要供奉痘疹娘娘，大夫为什么道喜呢？因为痘疹是古代儿童躲不过的疫病，早晚要得，早得比晚得好，古人们都知道，出痘成功痊愈后就基本终生都安全了，早早了了一桩心事岂不可喜？众人在医生的指挥下纷纷忙着准备草药、隔离和供奉。大户人家虽不会缺医少药，但也难逃瘟疫灾难。轻型天花症状轻微，死亡率低，恶性天花起病急，进展快，甚至不出痘，明代张介宾（1563—1640）所著《景岳全书》中有描述："痘疮初出，如蚊蚤所咬，三日后反不见者，名反关痘，五日死。痘子出现，三两成丛，根脚坚硬成块者，此名痘母，六七日死。"天花至今没有有效治疗的药物问世，然而却是第一种被人类征服的恶性传染病。

一、人痘苗的发明

人类世世代代经历着它的苦难，中国的祖先们在供奉"痘疹娘娘"的同时也通过观察思考，总结出抗痘方略。我国传统中医理论中"以毒攻毒"的思想源远流长，就是在实践中积累起来的。东晋葛洪的《肘后备急方》是一部中医临床治疗著作，其中有记载治疗狂犬病的方法："仍杀所咬犬，取脑傅（敷）之，后不复发。"很多实例都是我国古代的劳动人民在实践中总结经验，大胆尝试，而后找到了一些有效的预防瘟疫的方法，其中最值得一提的是预防天花这种传染病的方法——人痘法。

中国在天花的预防方面堪称首创，根据明代的《种痘十全》（1628年）和清代康熙52年的《痘疹定论》（1713年）等古医书的记载，在宋朝的真宗时代（997—1022年）已开始接种人痘。《痘疹定论》中记载："宋真宗时，有丞相王旦，初生诸子俱苦于痘（古时称天花为痘疹）。后晚年生一子名素，召集诸幼科而告之曰：'汝等都明于治痘乎？'有四川人做京官者，闻其求医治痘，乃请见而陈说种痘之有神医，治痘之有妙方，十可十全，百无一失。不逾二月，敬请神医到汴京，即于次日种痘，至七日发热，后十二日正痘已结痂矣。由是王旦喜极而厚谢焉。"这段记述可以表明，我国很可能远在11世纪就已经采用接种人痘的方法来预防天花了。

在明代隆庆年间（1567—1572年），人痘苗已在我国广泛应用，主要方法是将天花病人的浓液涂抹至健康人的身体上，或让健康人穿天花病人的病衣，使其染病但症状轻，痊愈后就不再得天花。后来发展为种痘四法：（1）痘衣法：把疮患的内衣给接种者穿上，以引起感染，这是最原始的方法；（2）痘浆法：采取疮的浆，用棉花沾塞被接种者的鼻孔；（3）旱苗：把痘痂阴乾研末，以银管吹入鼻孔；（4）水苗法：把痘痂研细并用水调匀，以棉花沾染塞入鼻孔。

人痘苗的发明和使用使天花的死亡率降低到2%。我国古代医学著作中关于人痘苗接种的一系列技术以及接种后效果评估都有详细记载。

表 4-1　医学典籍记载人痘苗接种技术要点

接种人痘苗要素	医学典籍	内容
人痘苗选取	《痘疹精详》	大凡取苗，要访出痘之乡，吉多凶少，逆症全无，乃往取之。又要看其颗粒分明，出齐热退，浆足痂厚，润泽光明，乃佳苗也。
人痘苗保存	《医宗金鉴》	如遇好苗，须贮新瓷瓶内，上以物密覆之，置于洁净之所，清凉之处。其所贮之苗，在春天者，一月之痂可种。冬令严寒，四五十日之痂尚可种。
接种时间	《医宗金鉴》	种痘贵得天时，夫天时之正，莫过于春。春为万物发生之际，天气融和，不寒不热，种之则痘自随其气而发生。
接种对象	《寿世编》	又若面部红润，精采明亮，透达印堂，及眼下口角无灰暗之色，两目有神气精光，身无疥癣之疮，此可种，若儿气血不足，脾胃虚弱，精神疲倦，或病后元气未复，此不可种。
接种之后护理	《寿世编》	种痘以调理为第一要紧事物，调处之法，不外调寒暖，慎饮食，防惊吓而已。

古代中医们传承了接种的技法并不断改进，清代朱奕梁《种痘心法》中记载古人已经认识到"其苗传种愈久，则药力之提拢愈清，人工之选炼愈熟，火毒汰尽，精气尚存，所以万全而无患也。若时苗能连种七次，精加选炼，即为熟苗"。可见我国古代医生们已经在实践中总结出通过连续接种，天花毒性逐渐减弱、越来越安全的规律，为后人研制减毒疫苗提供了依据。人痘苗接种术挽救了无数儿童。

中国古代发明的人痘苗不仅造福国人，还造福世界。人痘苗最先传入的国家是英国。根据英国皇家学会档案记载：1700年英国著名医生、皇家学会会员马丁·李斯特（Martin Lister）收到一封在中国做生意的英国西印度公司商务人员来信，寄信日期是 1700 年 1 月 5 日。他来信的目的是介绍他在中国亲眼目睹"传种天花的方法"，还具体描述了这种接种的过程："打开天花患者的小脓胞，用棉花吸沾一点脓液，并使之干燥……然后放入可能患天花人的鼻子里。"介绍说接种者将患轻度的感染，然后痊愈，从而获得很好的预防效果。英国皇家学会对这个历史事件的记载证明了中国人痘苗接种术在1700年就直接传入了英国最高学术部门。然而英国实际应用人痘苗接种术预防天花却是在1721年英国天花暴发流行时，在英国驻土耳其大使夫人的积极推动下实现的。这是个曲折的过程。

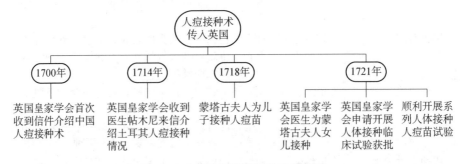

图4-1　中国人痘接种术传入英国

清康熙27年（1688年），俄国首先派医生来北京学习种痘及检痘法。18世纪，人痘接种术由俄国传至土耳其。一位在土耳其行医的英国医生帖木尼（Fmanuele Timoni）是英国皇家学会会员，他同时也为英国驻土耳其大使馆服务，1714年他写给英国皇家学会的一封信中详细介绍了获取天花疫苗和预防接种的方法、在土耳其的接种规模、持续时间、接种效果等。英国皇家学会经过认真调研，将调研报告发表在了最权威的《皇家学会哲学学报》上，但没有一位医生冒这个风险去实践。1717年，英国驻土耳其公使的夫人玛丽·蒙塔古（Mary Montagu，1689—1762）打算把这种方法带到英国去，1718年3月，她请英国到土耳其的医生、皇家学会会员梅特兰（Charles Maitland）给她6岁儿子接种了天花，1719年蒙塔古夫人回到英国，积极宣传接种人痘苗的种种好处，但太平时期并没有人愿意冒险。1721年天花在英伦三岛广泛流行，形势所迫，生死关头，英国皇家学会向政府申请进行人痘苗接种的人体试验，官方认为非常时期，进行人体实验使人痘接种术更加完善，造福人类，是合法的，获得国王特批。之后，医学史上这个特殊时期的特殊决定备受关注，并且有详细报道。试验结果是参与接种者无一死亡。这次公开试验对西方各国都产生很大影响，随后，欧洲各国也试行接种人痘，并很快传播至世界各地。

二、牛痘苗的发明

人痘接种虽然在英国的特殊时期进行人体试验并获得成功，但并未实现大范围接种，谢蜀生文章中提到：文献记载在试验之后 7 年间共接种897 人，17 人因接种死亡，死亡率占 2%，远远低于天花致死率，但是仍然具有一定风险，所以有人支持，有人反对，这也是人痘接种只在流行时期进行民间接种的主要原因。

人痘接种是人为地选择毒性小的天花病毒在人体内造成一次轻型天花感染，人痘苗毒性大小还不能准确评估，主要依赖经验，因此难免有一定危险。但是不可否认的是，人痘苗的应用为以后琴纳发明牛痘苗提供了实践基础，也给巴斯德研究减毒活疫苗不少启示。

自从中国的种痘术传入英国以后，在英国流传达 40 年，很多人小时候都接种过人痘，英国格洛斯特郡贝克利乡村医生爱德华·琴纳（Edward Jenner，1749—1823）在小时候也曾接种过人痘，作为医生的他非常了解接种人痘的有效性和存在的安全性问题。

据文献记载，1776 年琴纳作为接种医生到挤奶场给工人接种人痘苗，挤奶工人千方百计抵制接种，经过询问得知，从无法追溯的年代起，奶牛中就流行一种叫做牛天花的传染病，得病奶牛的乳房与脐间发生水疱和浓疱，即牛痘，挤奶工人在挤奶过程中也会感染牛天花，即牛痘，不同的是牛天花轻微，不会致死，一旦恢复正常，挤奶女工就不再得天花病了。

当时琴纳想，挤奶女工是因为得了一次轻微的天花，就从此产生了对天花的抵抗力，那么是否可以用牛痘来预防天花，这样可能比用人痘预防更安全。为了验证这个想法，他设计了一个试验：1796 年 5 月 14 日，他把一位挤奶姑娘尼姆斯（Sarah Nelmes）手上感染的牛痘浆接种到一名 8 岁男孩詹姆斯·菲浦斯（James Phipps）的手臂上，不久种痘部位出了牛痘，接着痘疱结痂脱落，留下瘢痕。6 周以后，琴纳在这个男孩右臂接种了人类的天花脓疱液，结果这位男孩竟没有出现任何天花病症。事实证明，这个男孩没有再得天花。琴纳成功地完成了一次举世闻名的实验。

然而，琴纳并没有草草下结论，他后来又重复做了许多次相同的观察，这才确凿地证明了接种牛痘可以预防天花，同时还证明给人接种牛痘后，可以从受接种人身上取下牛痘浆给另外的人接种，使其他人也获得对天花的抵抗力。这种从人身上取得的牛痘浆永远保持其低毒力、只引起局部病变的特性，使其不会成为天花的传染源。

1798 年 7 月他出版了著作《牛痘接种的原因和效果的探索》一书。此书于 1800 年至 1801 年间多次再版，并很快被译成各种文字出版。该书报告了 32 例人体接种牛痘试验。牛痘接种术的推广并非一帆风顺，期间遇到了重重阻力，人们不能很快接受新生事物。英国皇家学会有些科学家不相信一位乡村医生能制服天花，甚至还有人认为接种牛痘会像牛一样长出尾巴和角。

虽然遭受到无情的诽谤和攻击，但琴纳深信真理必定会取得最后胜利。1799 年詹纳和伦敦的医生们推广了牛痘接种方法，并把牛痘运送到欧洲、印度和北美。到 1801 年，接种牛痘的技术已经在欧洲许多国家推广开来。事实证明，随着牛痘术的逐渐推广，天花发病和死亡人数大大下降。英国政府终于承认琴纳的发现有重要价值，在伦敦建立新的研究机构——皇家琴纳学会，由琴纳担任主席。在这里，琴纳将全部精力投入到

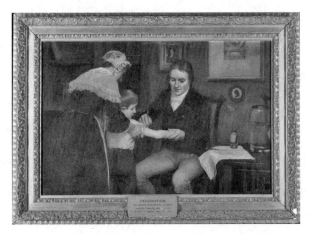

图 4-2 《琴纳医生完成第一例牛痘疫苗接种》（〔英国〕Ernest Board）

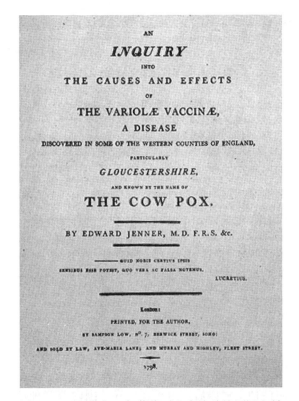

图 4-3 琴纳 1798 年著作《牛痘接种的原因和效果探索》

研究工作，直到逝世。

公元 1805 年，清嘉庆十年，从中国传出去的人痘接种术经过改良成为牛痘接种法，在世界转了一个大圈子之后，又回到了它的故乡。据考证，1805 年春，葡萄牙商人哈威脱（Hewit）和西班牙宫廷御医弗朗西斯科·巴米斯（D. Franciscode Balmis）从马尼拉运到澳门一批痘苗。此后，英国医生亚历山大·皮尔逊（Alexander Pearson），又把牛痘疫苗由澳门带到广州，此后中国逐渐开始用牛痘苗代替人痘苗。新中国成立后，国家有计划有组织地接种，取得决定性的胜利，我国于 1961 年彻底消灭天花。

三、牛痘苗制备技术

虽然从奶牛身上获得牛痘苗之后接种给人被证实安全可行，但问题仍然存在——疫苗的来源有限，对此，琴纳采用"从手臂到手臂"的疫苗（Vaccine）"接力法接种"，西班牙就是采用招募儿童在船上接力法接种来运送鲜活疫苗到各个殖民国家。但是这种方法很快被发现有安全隐患，如果接种的儿童患有其他可传播疾病，他就成为了传染源。1810 年，以动物为供体的牛痘苗开始研制，其实让小牛接受牛痘苗接种患病产生疱疹是很容易的，但是疱疹数量有限，且很快就痊愈消失了，所以如何做到动物生产牛痘苗呢？科学家采用在小牛肋骨组织内接种牛痘苗，剃去毛使皮肤裸露，消毒皮肤，划伤皮肤接种，几天后从感染的皮肤组织处刮取组织液和皮痂，加入甘油保持活性，再进行过滤，测试有效性，之后就可以投入使用了。正是牛肋骨生产的牛痘苗帮助人类根除了天花。

四、征服天花病魔

自琴纳发明接种牛痘以后，由于在世界范围内普遍种痘，感染天花的人数大大减少。根据世界卫生组织统计，1926—1947 年间，每年有七八十个国家发生天花；至本世纪 50 年代前，欧洲、北美洲和大洋洲的多数国家天花已经绝迹。1979 年 10 月 26 日是人类与天花抗争征程中极有意义的一天。因为在这一天，世界卫生组织宣布：人类历史上最后一名自然发生的天花病人，即来自"非洲之角"索马里的牧民——阿里·毛·马林，在 1977 年被治愈以后，世界卫生组织经过两年的四处搜索寻找，没有再查到任何一例病人，证明天花确实是在人间终止传播了。

1978 年英国实验室发生事故，有两名工作人员染上天花而致命——这是天花退出地球舞台之前的最后插曲。从此，地球上再也没有出现过天花病了。

1979 年 12 月 9 日，来自 19 个国家的 21 位委员在全球消灭天花证实委员会的第二次会议上，签字证实全球消灭了天花。这是人类医学史上最辉煌、最伟大的时刻之一。

对于琴纳的伟大贡献，全世界的人民都不会忘记，鲁迅先生在《拿破仑与隋纳》（中国以前翻译为"隋纳"）一文中深情地写道："我们看着自己的臂膊，大抵总有几个疤，这就是种过牛痘的痕迹，是使我们脱离了天花危症的。自从有这种牛痘法以来，在世界上真不知救活了多少孩子。"

第 2 节　霍乱疫苗和卡介苗

琴纳 1798 年发明牛痘苗预防天花，约 50 年之后巴斯德发现细菌发酵过程，逐渐建立起细菌致病理论，135 年后第一种病毒才出现在人类的视野中。1979 年牛痘彻底使人类摆脱了天花病魔，牛痘苗堪称是目前发明最早、最成功的疫苗，当然不可否认的是它的成功是建立在人痘苗长期而广泛的接种实践基础上的。牛痘苗之后历时约一百年之久才通过系统研究研制出了第二种疫苗——鸡霍乱疫苗，首屈一指的科学家仍然是微生物学奠基人巴斯德。

巴斯德是一个传奇人物，他的很多发明都是在不经意间实现的，是看似"偶然"中"必然"的结果。化学家出身的巴斯德转身投入到微生物研究领域，创立了细菌致病论，自然而然地关注起疾病来，鸡霍乱就是他关注的动物疾病中的一种。1878年，他开始研究鸡霍乱，他发现鸡霍乱在3天之内就能让整个鸡群全军覆没，传染性和致病性都很高，他推测疾病是通过食物或粪便传播的，他成功培养和鉴定出鸡霍乱杆菌（现在叫做禽多杀性巴氏杆菌，与人感染的霍乱弧菌不同，感染人的霍乱弧菌是1854年意大利的科学家帕西尼第一个发现，1884年德国科赫第一个分离纯化），为了证明培养出来的菌就是霍乱杆菌，他把培养的菌液注射给健康的鸡，会使其得鸡霍乱并于48小时内死亡，由此证明培养物中的菌就是病原菌，但是他没有分离出纯净的鸡霍乱杆菌，所以巴斯德的培养物是含有霍乱弧菌的混合物，但这没有影响他进一步研究。

1881年夏天，他把培养物放置起来离开了巴黎，夏末回到实验室，用这些放置了很久的培养液给鸡接种，鸡没有生病，他猜测培养物失效了。然后他的助手们开始重新培养新的菌种，再次给鸡注射接种，奇迹出现了，那些第一次接种的鸡都死了，而前面接种过过期培养物后再次接种新的菌液的鸡都活着，巴斯德以其敏锐的科学家的头脑认识到，这种过期的鸡霍乱培养液的作用和80年前琴纳发现牛痘苗的作用一样，虽然不能使鸡发病，但是使鸡产生了免疫力，再次接种新鲜的菌液时就不会得病。他又有一个重大发现！

然后巴斯德开始用实验来确定这一偶然发现是否具有应用价值。

他把培养的菌液放置不同时间，然后分批给鸡接种等量的菌液，几天后再接种新鲜的菌液，多次重复，最后确定菌液放置多久毒性恰到好处——不能致病，却能产生免疫力。研究中他发现菌的毒性随着培养传代次数增多而逐渐减弱。这个重大发现像一座海上的灯塔，为后来减毒疫苗的研制指明了方向，巴斯德被称为"疫苗之父"。

鸡霍乱疫苗发明 50 年后，巴斯德研究所的两位科学家阿尔贝·卡尔梅特（Albert Calmette，1863—1933）和卡米耶·介朗（Camille Guérin，1872—1961）于 1907—1920 年间将法国兽医学家从患结核性乳腺炎的奶牛体内分离到的牛结核分枝杆菌在加胆汁的甘油马铃薯培养基上培养，每隔 2～3 周传代 1 次，发现连续传代能够使其毒力逐渐降低。两位科学家历时 13 年经过 230 余代，然后大剂量注射给如豚鼠、家兔、牛及猴等动物，最终发现牛结核分枝杆菌完全失去了致病力，反而使动物产生了对结核病的免疫力。1921 年，他们将这株细菌做成活疫苗，从 1922 至 1928 年，法国有五万多名儿童接种了这种活苗。为纪念两位科学家，法国于 1928 年召开国家科学大会，给这株细菌取名卡介菌（Baeillus Calmette Gueirn），简称 BCG。用卡介菌制成的活疫苗称卡介苗。虽然后来由于疫苗质量问题出现过一些安全问题，但总体来说，人类因为卡介苗的广泛接种告别了"白色瘟疫"时代，卡介苗成为人类的又一个护身符。

第 3 节　炭疽疫苗

巴斯德著名的曲颈瓶公开实验彻底否定了"自然发生学说"，逐步建立起"细菌致病理论"，他的实验之所以令人信服，正是因为实验设计的科学性，巧妙设置对照，并且公开让大家见证他的实验结果。

在利用鸡霍乱杆菌传代的方法制备了鸡霍乱疫苗之后，巴斯德又开始关注牛羊炭疽病，巴斯德和科赫都证明炭疽病的病原是炭疽杆菌，科赫分离出炭疽杆菌获得纯培养，巴斯德发现炭疽杆菌以芽孢形式度过不良环境时期，芽孢耐高温，现在我们已经知道炭疽芽孢在土壤中可以存活数十年之久。炭疽病高传染性和高致死率往往给草食性动物和人类带来巨大危害。1881 年巴斯德开始研究炭疽疫苗，他有了研究鸡霍乱疫苗的经验，知道传代培养可以减毒，于是也用同样的方法来培养炭疽杆菌。然而，他无论把培养液放置多久都没能获得减毒疫苗，他发现自然情况下禽类是不患炭疽的，他给禽类接种炭疽杆菌也不能使它们发病，他认为禽类的体温较高可能是重要原因，于是把鸡放在低温环境中使其体温接近牛羊的体温，然后接种菌液，鸡真的发病了，甚至出现败血症的症状，最后巴斯德用加热的方法处理炭疽培养液之后再进行接种实验，他成功了！加热处理的炭疽杆菌液毒性降低，不会使牛羊发病，一段时间后再次给它们注射新鲜的炭疽杆菌培养液，牛羊不再发病，说明它们产生了免疫力。

表 4-2　1881 年巴斯德研究炭疽杆菌疫苗的实验设计 1

炭疽杆菌液 处理方法	接种动物及 处理方法	接种后的结果	再次接种新鲜菌液
未处理	牛羊，正常饲养	发病死亡	——
未处理	鸡，不做处理	不发病	不发病
未处理	鸡，环境寒冷，鸡体温降低	发病甚至死亡	——
加热处理	牛羊，正常饲养	不发病	不发病

1881 年某天，巴黎普利勒菲儿（Pouillylefort）农场（后改名为巴斯德庄园）进行了著名的现场示范实验。共用 60 头羊和 10 头牛，10 头羊作为对照组 1，不做任何处理；25 头羊和 5 头牛作为对照组 2，不接种疫苗，只接种炭疽杆菌；另外 25 头羊和 5 头牛作为实验组，先后接种 2 次疫苗。结果未做预防接种的 25 头羊和 5 头牛全部死亡，做了预防接种的动物均

存活无恙。这个公开的实验设计科学，10头羊不做任何处理，作为空白对照，证明这些动物原本都是健康的，没有染病，只接种炭疽杆菌的一组作为阳性对照和实验组形成鲜明对比，证明了加热法处理的炭疽杆菌疫苗能有效防止动物感染炭疽病。巴斯德成功研制出第二种家畜减毒疫苗——炭疽疫苗。

表4-3　1881年巴斯德研究炭疽杆菌疫苗的实验设计2

组别	动物组成	第一次接种疫苗	第二次接种疫苗（12d后）	接种炭疽杆菌（15d后）	最后结果
对照组1	25头羊＋5头牛	—	—	接种	全部死亡
对照组2	10头羊	—	—	—	活着
实验组	25头羊＋5头牛	接种	接种	接种	全部存活

第4节　狂犬病疫苗

狂犬病是由狂犬病毒引起的急性传染病，人兽共患，多由于被犬类、狼、猫等肉食动物咬伤而传染，表现为神经毒性，因恐水也叫"恐水症"，死亡率接近100％，至今没有有效治疗方法，所以预防具有特别意义。

我国古代有取咬人病犬的脑敷在伤口上治疗的记载，也就是原始的免疫学方法。真正有效的狂犬病疫苗的发明依然要归功于法国化学家、微生物学家巴斯德。

在巴斯德之前最先着手研究狂犬病的科学家是法国里昂的医生皮埃尔-维克多·盖尔提（Pierre-Voctor Galtier），他用绵羊、山羊和兔子进行狂犬病疫苗的研究，发现是可以使羊获得免疫力的。

巴斯德比盖尔提的研究更加直接而完善。他选择狗为接种对象。1880年，巴斯德开始研究狂犬病。狂犬病在法国并不多见，然而只要发生一例，场面是非常可怕的，当时欧洲处置被疯狗咬伤的病人的方法是用烧红的烙铁焯烫伤口部位，人们认为高温会杀伤一切看不见的病原。而这种方法也不能有效地把病人从死亡线上拉回来，这些伤者都会经过或短或长时间，最终痛苦地死去。

一、寻找病原体

既然是传染病，那么肯定有病原体，于是科学家们开始寻找。因为狂犬病是通过动物咬伤后传染的，科学家们首先想到病原体可能在狗的唾液中，于是巴斯德和助手们冒着被咬伤的风险收集唾液，然后给兔子皮下注射，发现会引起兔子发病，这种方法和盖尔提的方法相同，再次证明唾液中含有病原体。科学家们用显微镜观察唾液寻找病原菌，并且用培养细菌的方法进行培养，但都无法找到，巴斯德断定病原微生物是滤过性病毒，称之为 virus。

经过大量的症状观察发现，狂犬病最终引起中枢神经系统病变，而后发疯死亡，在没有到达中枢神经系统之前，病人不会发病，处于潜伏期状态。那么，大量的病毒存在哪里呢？血液中还是神经系统中？为揭开谜底，巴斯德设计了下面的实验：分别取疯狗的血液和脑髓注射到健康狗的脑部，结果发现注射血液的狗不会发病，注射脑髓的狗很快发病死亡，因此确定病原体大量存在于脑髓。

鉴于前面研制鸡霍乱疫苗和炭疽疫苗是经过连续培养之后最终获得减毒疫苗的成功案例，巴斯德小组认为取生狂犬病动物的脑髓减毒后可以用来作为狂犬病疫苗，于是开始行动。

二、从街毒到固定毒试验

巴斯德把自然得病狗的延髓毒性称为"街毒"，他选用兔子来进行传代，每次把发病动物的延髓注射给下一只兔子的脑部令其发病，依次传递下去，传代过程中发现，连续传代 9 次时，兔子发病的潜伏期由 15～20 d 缩短至 6～7 d，而且继续传代也稳定在这个时间，说明这些兔子延髓中的病毒毒力已经固定，巴斯德称其为固定毒。他再把兔子固定毒延髓注射给健康的狗，狗不发病，说明成为固定毒的病毒毒力减弱了，但如果作为疫苗接种给人，毒力一定要进一步减弱直到不能引起兔子发病。他又发现再把兔子的固定毒传递给其他物种的动物，发病时间越来越晚，毒力越来越弱，如此下去毒性太小可能会失去免疫作用，于是他决定就使用兔子的固定毒。巴斯德相信接种液经过存放，空气中的氧气会降低毒性，接下来他们把刚刚病死的兔子的延髓取出，消毒后放入无菌的玻璃瓶中，放入干燥剂，放置在 20～22℃恒温箱中依次干燥 1～14 天，然后进行验证试验。

三、狂犬病"兔苗"给狗接种试验

1884 年，巴斯德准备好干燥了 1～14 天的兔子固定毒延髓，用生理盐水制成悬液，第 1 天给狗注射干燥了 14 天的兔固定毒疫苗，第 2 天注射干燥 13 天的，依次递减，第 14 天注射干燥 1 天的，最后狗们都活下来并且能够抵御后来直接脑部或皮下注射的来自疯狗的病毒。

表4-4 巴斯德疫苗制备和动物接种验证实验

接种方式	疫苗处理（兔延髓固定毒**干燥）							街毒*
	14d	13d	12d	11d	10d	…	1d	
兔 独立脑部注射接种	存活	死亡	死亡	死亡	死亡	死亡	死亡	死亡
狗 连续脑部注射接种	1d 存活	2d 存活	3d 存活	4d 存活	5d 存活	… 存活	14d 存活	存活

  *街毒：自然染病的疯狗脑及脊髓病毒毒性强，称为街毒
  **固定毒：用街毒给兔脑部接种传代9次以后，兔发病时间固定在第6～7天，此时兔脑及脊髓所含病毒毒性称为固定毒

四、狂犬病疫苗人体试验成功

用兔延髓和脊髓制备的疫苗在动物实验成功之后，在人体进行验证的时刻到来。1885年7月6日，一个被疯狗咬伤多处的9岁男孩约瑟夫·梅斯特（Joseph Meister）被带到巴斯德面前，伤势严重，如果不进行救治，这孩子只有死路一条，但是在还不是很有把握的前提下给孩子接种很可能加速他的死亡，巴斯德犹豫不决，最终在两位医学院院士的建议下决定给小梅斯特注射疫苗。从干燥14天的病死兔延髓无菌悬液开始注射，方法同前面的动物实验，之后就是漫长的等待，终于三个月过去了，孩子得救了，巴斯德成功了，从此梅斯特一直在巴斯德研究所做门房，直到获救55年后，当德国士兵勒令他打开通向巴斯德墓室的大门之时，梅斯特以自尽维护了巴斯德的尊严。

巴斯德狂犬病疫苗并不是真正意义上的减毒疫苗，这种来自于动物组织的疫苗经过不同时间的干燥处理，其中的病毒部分死亡导致的毒力下降，是混合物中活病毒减少造成的毒力下降，而每一个病毒本身的毒力并没有下降，但是这种活病毒和死病毒并存的疫苗却收到了减毒的效果。

现在使用的狂犬病疫苗都是灭活的死疫苗，生产方法也进行了几代更

新，来自于动物组织的疫苗可能会传播动物自身的病原体，产量也很受限制，科学家们都在狂犬病疫苗的改良上大显身手。

表4-5　世界卫生组织（WHO）不同年份不同类型狂犬病疫苗的接种标准（部分）

疫苗发明时间	生产方法	接种次数
1956 年	鸭胚疫苗（DEV）	14～23 针
1964 年	人体二倍体细胞疫苗（HDCV）	6 针
1992 年	纯化鸭胚疫苗（PDEV）	4～5 针
2009 年	纯化猴肾细胞疫苗（PVRV）	5 针

琴纳开启疫苗纪元，巴斯德带领我们走进了疫苗时代，在对免疫系统还不是很了解的时代，在对病毒还不能随意培养和观察的时代，各种疫苗蜂拥而至，挽救人类于水深火热之中，推动免疫医学的突飞猛进。随着分子生物学时代的到来，人们才开始对疫苗的工作原理逐渐明晰，不断推陈出新，疫苗也被赋予更广泛的含义。

表4-6　主要疫苗及发明时间

疫苗发明时间（年）	疫 苗 种 类
1796	牛痘苗
1870	鸡霍乱疫苗
1884	狂犬病疫苗
1914	百日咳疫苗
1921	卡介苗
1923	白喉毒素
1927	破伤风类毒素
1947	白喉破伤风二联疫苗
1948	白喉百日咳破伤风三联疫苗
1955	脊髓灰质炎疫苗
1961—1963	口服脊髓灰质炎减毒疫苗

续　表

疫苗发明时间（年）	疫 苗 种 类
1963	麻疹疫苗
1966	腮腺炎疫苗
1969	风疹疫苗
1982	乙肝疫苗
1990	乙肝病毒表面抗原

【参考文献】

［1］张一鸣. 人痘接种术的文献研究［D］. 北京：中国中医科学院，
2016.

［2］刘锡琎. 中国古代的免疫思想和人痘苗的发展［J］. 微生物学报，
1978，18（1）：3 - 7.

［3］谢蜀生，张大庆. 中国人痘接种术向西方的传播及影响［J］. 中华
医史杂志，2000（3）：133 - 137.

［4］傅杰青. 消灭天花——全人类联合行动的创举［J］. 自然辩证法通
讯，1981（4）：56 - 62.

［5］刘学礼，Lois N. Magner. 琴纳、牛痘、疫苗［J］. 世界科学，
1999（9）：37 - 38，33.

［6］马伯英. 论牛痘接种法的起源［J］. 医学与哲学，1996（9）：501 -
502.

［7］董少新. 19 世纪前期西医在广州口岸的传播［J］. 海交史研究，
2002（2）：21 - 29.

［8］让-弗朗索瓦·萨吕佐. 疫苗的史诗：从天花之猖到疫苗之殇［M］.
宋碧珺，译. 中国社会科学出版社，2019.

［9］宍户亮，陈书兴. 预防接种的历史 ［J］. 日本医学介绍，1986（11）：484－486.

［10］杨正时，房海. 巴斯德开启预防医学的大门——纪念路易斯·巴斯德发明狂犬病疫苗130周年 ［J］. 河北科技师范学院学报，2015，29（4）：1－8.

［11］卢明，陈代杰，殷瑜. 1854年的伦敦霍乱与传染病学之父——约翰·斯诺 ［J］. 中国抗生素杂志，2020，45（4）：347－373.

［12］王传林. 狂犬病疫苗研究进展 ［J］. 中华实验和临床病毒学杂志，2018，32（3）：323－327.

［13］徐莉莉. 巴斯德的科学贡献、科学方法和科学精神 ［D］. 南宁：广西大学，2001.

第5章　磨刀霍霍：药物研发

瘟疫横行了几千年，人类和病魔就斗争了几千年，医学史上不断上演着"魔高一尺，道高一丈"的精彩。显微镜的发明、微生物培养和分离技术的成熟加快了人类对于传染病病因的追踪速度；通过隔离、消毒灭菌等手段降低传染病的传播也成效显著，疫苗的发明就像给人体量身定制的铠甲一样，使得传染病无法靠近，所有这些都使我们远离瘟疫，然而如果不幸被传染病的魔爪俘获，我们如何能够全身而退呢？又一例偶然发现创造了与原子弹并列的奇迹，1928年弗莱明的一个废弃的培养皿使全人类的平均寿命增加了10岁，青霉素挽着又一个新时代的臂膀降临人间。

第1节　抗疟：从金鸡纳树皮到青蒿素

一、抗疟药始祖——金鸡纳树

疟疾是瘟疫史上最古老、最难缠的代表。全世界因疟疾死亡的人数远远超过有记录的战争中死亡人数的总和，在过去的十几年间，撒哈拉以南的非洲疟疾流行区域死亡率约下降了60%。重点是时至今日，几千年的文明史、医药史并没有把它变成仅在史书上存在的病史，疟疾被称为"诸病之王"，它和人类如影随形，从来没有分开过，全球仍有大约一半人口处于罹患疟疾的风险之中。不同时期不同国家对疟疾有不同叫法，如"间歇热""打摆子""罗马热"，在意大利疟疾被认为是夏天潮湿污浊的空气导致，所以意大利语叫做"malaria"，意思是有害的空气，西方国家多采用此称

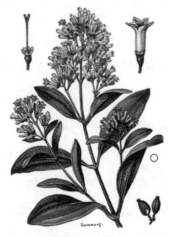

PLATE XXXVI.—*Cinchona calisaya* (Peruvian bark). (From Jackson: *Experimental Pharmacology and Materia Medica*.)

图 5 - 1　金鸡纳树（*Cinchona ledgeriana*）

图 5 - 2　奎宁分子结构

呼。我国古代用"瘧"字来指称，同"虐"，表示深受折磨，现在称为"疟疾"。

　　金鸡纳树（*Cinchona ledgeriana*）是美洲特有树种，在哥伦布发现新大陆以前，美洲土著印第安人就用金鸡纳树皮泡水治疗发烧等疾病，然而，美洲新大陆在被发现之前是否存在疟疾这种传染病已无从考证，欧洲殖民者到达美洲后，疟疾有了记载，而印第安人最早用金鸡纳树皮成功地治疗疟疾是史实。金鸡纳树如何传入欧洲有两种传说，一种传说西班牙驻秘鲁总督的夫人唐娜·弗朗西丝卡·金琼（Dona Francisca Chinchón）在秘鲁也不幸染上了疟疾，在一个印第安人的帮助下服用了金鸡纳树皮转危为安。后来一位西班牙传教士将金鸡纳树皮带到了西班牙，并将树皮取名为 cincnona。另一种传说西班牙秘鲁总督、驻利马的德·波巴迪拉伯爵（D. L. G. C. deBobadilla）在利马任职，本人患过疟疾并有幸康复。1641 年他返回西班牙，途中他的妻子金琼伯爵夫人不幸染病逝世，伯爵把金鸡纳树皮带回西班牙分发给发热的穷人和医生、药剂师，1681 年西方普遍接受和使用金鸡纳树皮治疗疟疾。1742 年，瑞典植物学家林奈（Carl Linnaeus，1707—1778）将这种树以总督夫人的名字正式命名为 cinchona，即金鸡纳树。后来据专家考证，命名时林奈先生拼写错误，漏写了第一个"h"。19 世纪末，奎宁由欧洲传入我国，被称为金鸡纳霜，当时是非常罕见的药物，康熙皇帝患疟疾就是用奎宁治愈的。

1820 年，法国的佩尔蒂埃（Pelletier，1788—1842）和卡芳杜（Caventou，1795—1877）从金鸡纳树皮中提取出金鸡纳霜，即奎宁（quinine）。1826 年奎宁被开始大规模提取生产，150 吨金鸡纳树皮中可以提取 1.8 吨奎宁，开始了用金鸡纳提取物代替树皮治疗疟疾的时代，使全球疟疾治疗有了新局面。1854 年法国化学家 Strecker 确定了奎宁的分子式为 $C_{20}H_{24}N_2O_2$，1907 年德国化学家确定了奎宁的平面结构。但是，奎宁的立体化学结构直到 20 世纪 40 年代才被真正确定。因为奎宁分子的立体结构复杂，科学家们用了 150 多年的时间研究合成奎宁。化学全合成奎宁并不容易，奎宁的主要来源还是从植物中提取或是半合成，并没有按照化学家们研究出来的全合成路线进行工业化生产，但是一百多年的合成研究仍然推动了有机化学合成的大大发展。

目前奎宁仍然是一种重要的抗疟药物，2010 年世界卫生组织（WHO）指南推荐奎宁联合强力霉素、四环素或克林霉素作为简单疟疾的二线治疗药物（在一线药物失效或无法获得时使用），然而在非洲大部分地区，奎宁仍被用作单一疗法，原因可能是奎宁—抗生素联合用药的成本较高，而且常常被作为一线药物进行简单疟疾的治疗。

奎宁和其他金鸡纳生物碱包括奎尼丁、金鸡宁和金鸡宁丁都对疟疾有效。这四种生物碱的有效性是在 1866 年至 1868 年对 3 600 名患者进行了最早的临床试验评估后得到的，试验使用的是生物碱的硫酸盐。以"停止发热发作"为主要观察指标，治愈率大于 98%。然而，1890 年后奎宁成

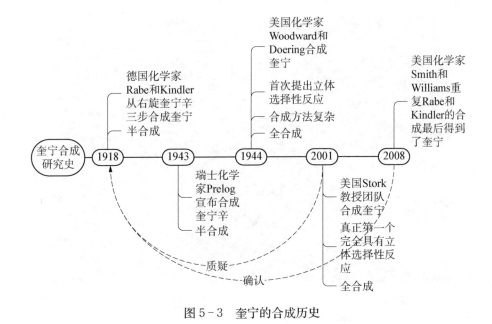

图 5-3 奎宁的合成历史

为主要使用的生物碱，这主要是由于南美金鸡纳树皮供应的变化，金鸡纳树皮含有更高比例的奎宁。奎宁一直是疟疾治疗的主力，直到 20 世纪 20年代，更有效的合成抗疟疾药物问世，这些药物中最重要的是氯喹，特别是从 1940 年代开始这种药物被广泛使用，然而，随着这种药物的大量使用，病原体对氯喹抗性逐渐加大。到 20 世纪 50 年代末，东南亚和南美洲的部分地区出现了恶性疟原虫对氯喹的耐药性，到了 80 年代，这种现象在几乎所有地区都普遍存在。随着对氯喹耐药性的增强，奎宁再次发挥了关键作用，特别是在治疗严重疟疾方面。

二、抗疟药新秀——青蒿素

2015 年 12 月 10 日，在瑞典首都斯德哥尔摩音乐厅举行的 2015 年诺贝尔奖颁奖仪式上，中国科学家屠呦呦（前左）从瑞典国王卡尔十六世·古斯塔夫手中领取诺贝尔生理学或医学奖。屠呦呦因开创性地从中草药中

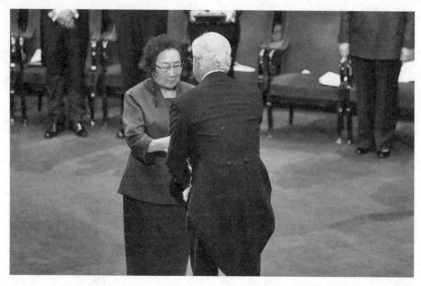

图5-4 屠呦呦（左）从瑞典国王卡尔十六世·古斯塔夫手中领取诺贝尔生理学或医学奖

分离出青蒿素应用于疟疾治疗获得当年的诺贝尔生理学或医学奖。这是中国科学家在中国本土进行的科学研究中首次获诺贝尔科学奖，是中国医学界迄今为止获得的最高奖项，也是中医药成果获得的最高奖项。

50多年前，正值美越战争期间，两军深受疟疾困扰，1967—1970年美越双方因疟疾减员数十万人。为了攻克疟疾，美国投入巨大，中国举全国科学家之力成立"疟疾防治研究领导小组"，于1967年5月23日组建疟疾新药研究项目组，简称"523项目"，其重要性堪比"两弹一星"。1969年，屠呦呦以中国中医研究院科研组组长的身份加入"523项目"。科学家们根据传统中药典籍和文献，筛选出乌头、乌梅、鳖甲、青蒿等若干中药，共用水煎或乙醇提取，筛选了近百个药方，送到军事医学科学院进行鼠疟治疗效果研究，其中青蒿曾出现过对鼠疟原虫有60%～80%的抑制率，雄黄抑制率达到90%～100%，因为雄黄是三氧化二砷类化合物，毒性较强，故没有被选用，青蒿成为首选。

　　中药历史悠久，直到现在仍然是现代新药开发的宝藏。青蒿治疟的方剂在东晋时期著名医药学家葛洪（公元284—364年）所著的《肘后备急方》一书中就有记载："青蒿一握，以水二升渍，绞取汁，尽服之。"这里"绞汁尽服"与传统加水煮沸的"水煎服"有很大不同，屠呦呦由此认为古人知道煮沸煎汤的温度可能会破坏有效成分，所以古人采用了"绞汁"的办法。受此启发，屠呦呦由乙醇提取改为用沸点更低的乙醚提取，结果发现，乙醚提取法的提取物对于鼠疟和猴疟的抑制率均达到100%。屠呦呦最先提取出对鼠疟原虫具有100%抑制率的青蒿乙醚中性成分，成为整个青蒿素研发过程中最为关键的一步，同时也开启了其他合作单位共同研究青蒿素的大门。

表5-1　青蒿素从发现到生产

时间	研究内容	研究机构	研究成果
1971	用乙醚大量提取粗提物，用狗做毒性试验，屠呦呦等多位科学家人体试服	北京中药所屠呦呦小组	青蒿乙醚提取物未出现明显毒副作用
1972	硅胶柱层析分离青蒿乙醚提取物	北京中药所屠呦呦小组	分离出三种晶体，其中针晶2唯一有效，命名为青蒿素。成为新中国第一个独立研发的新药，成为抗疟药研究史新的里程碑
1973—1975	对青蒿素进行结构鉴定	中科院上海有机所 中科院生物物理所	它是一个含有过氧基团的倍半萜内酯。分子中有7个手性中心，包含有1,2,4-三噁烷的结构单元以及特殊的碳、氧原子相间的链
1973—1978	全国范围内临床试验 青蒿素含量测定	参与青蒿及青蒿素研究和协作的单位有45家之多	用青蒿粗制剂、青蒿素共进行了6555例的临床验证，用青蒿素制剂治疗的有2099例，其中恶性疟588例（含脑型疟141例）、间日疟1511例 整理制订出全国统一的青蒿素质量标准

续 表

时间	研究内容	研究机构	研究成果
1976—1978	青蒿素改造 药理药效药代毒理 和制剂研究 结构与效果研究	中科院上海药 物所 昆明制药厂	发现双氢青蒿素效价高出 1 倍，衍生物蒿甲醚（SM224） 是青蒿素的 6 倍 青蒿琥酯是青蒿素的 3～7 倍
20 世纪 80 年代初	青蒿素单药（青蒿 素、蒿甲醚、青蒿 琥酯）开发及临床 研究		对恶性疟表现出高效、速效 和低毒的治疗效果，但 3～5 天疗程杀虫不彻底，易复燃， 在长期广泛使用单药时可能 会使疟原虫较快产生抗性
1982—1992	合并用药延缓青蒿 素抗性探索研究	军事医学科学 院 昆明制药厂	获得复方蒿甲醚片新药生产

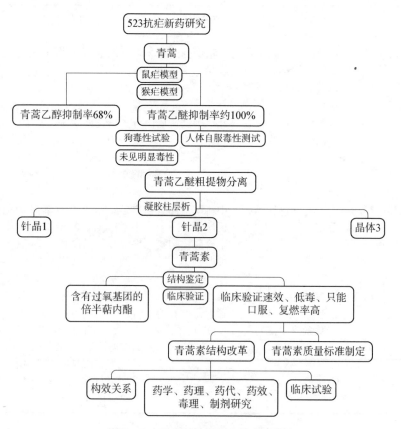

图 5 - 5　523 抗疟药研究流程梗概

在 20 世纪 80 年代，世界各地疟疾都对氯喹出现了耐药性，而青蒿素三种单药蒿甲醚、青蒿琥酯、双氢青蒿素都产生了很好的治疗效果，青蒿素类抗疟药组成复方或联合用药（ACTs），已被世界卫生组织确定为全球治疗疟疾必须使用的唯一用药方法。但随着用药时间的加长，用药范围的扩大，疟原虫对青蒿素类药物的抗药性也在不同时期和不同地区显露出来，抗疟之路依旧漫长。

表 5-2 抗疟药发生耐药性情况

抗疟药物	耐药发生时间	耐药发生地点
氯喹	20 世纪 50 开始	全世界广泛地区
抗叶酸类抗疟药	1967 年	泰国柬埔寨、东非
青蒿素	2008 年	柬埔寨
	2014 年初	越南
	2014 年末	缅甸
	2015 年	中国

第 2 节 化学药物先驱

1915 年 8 月 20 日，英国《泰晤士报》报道了一位科学家离世的消息："他打开了通往未知之门，在他辞世之际，整个世界都在缅怀他的恩惠。"这位享此盛誉的科学家就是组织细胞化学染色的先驱、提出抗体侧链理论而获得 1908 年诺贝尔生理学或医学奖、化学疗法的开拓者，德国人保罗·埃利希（Paul Ehrlich, 1854—1915）。

埃利希开辟化学药物疗法是受到他博士毕业后从事的染料和组织染色研究工作的启发。埃利希由微生物和细胞染色推测，染料分子既然可以特异性地与微生物或细胞相结合，很可能会破坏微生物的正常功能，进而杀死微生物，于是他致力于从现有的染料化学物质中寻找杀灭细菌的成分。

在极其简陋的实验条件下，他把当时所有的化学染料都尝试了一遍，把染料分成酸性、碱性和中性。1880 年他在给血细胞染色时发现不同的血细胞可以被不同染料染色，染料和细胞之间发生特异性结合，把血细胞分成嗜酸性粒细胞、嗜碱性粒细胞和嗜中性粒细胞，这种分类方式一直沿用至今。埃利希得知法国科学家拉韦朗（Charles Laveran）发现疟疾的病原体疟原虫存在于人体红细胞中，他尝试用染料给疟原虫染色并发现亚甲基蓝可以成功染色。1891 年他在柏林医院用亚甲基蓝为两位疟疾患者进行治疗，发现确实具有一定的效果，但是不如广泛使用的奎宁疗效好。拉韦朗因为发现疟疾的元凶于 1907 年获得诺贝尔奖。

1891 年埃利希来到著名细菌学家罗伯特·科赫的传染病研究所工作，在这里，他和贝林（Emil Behring）一起投身到免疫学研究中，成功协助

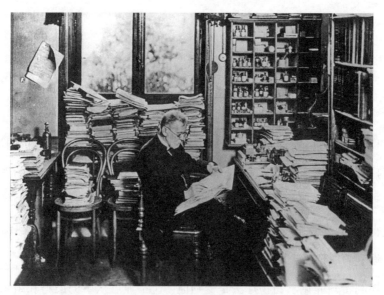

图 5-6　保罗·埃利希（Paul Ehrlich）在他的办公室里

贝林研究出白喉抗毒素，把无数儿童从白喉的恐怖中拯救出来。1901 年，贝林和埃利希均被提名为首届诺贝尔生理学或医学奖候选人，虽然最终该年的诺贝尔奖单独授给了贝林，但埃利希的贡献是不可磨灭的。

　　1899 年，埃利希开始转向化学药物开发，1906 年，乔治·施佩尔（Georg-Speyer-Haus）化学疗法研究所落成，埃利希任所长，他的学识和声誉吸引大批化学家和细菌学家来研究所工作，强大的阵容使得埃利希充分发挥自己的聪明才智。他并不是漫无目的地随意寻找药物和疾病，由于受到在科赫研究所工作经历的影响，他特别关注新型传染病，并发现当时引起非洲睡眠病的病源微生物是一种锥虫，它可以在啮齿类动物的体内生长，并能感染给其他啮齿类动物，所以锥虫成为一种很好的试验对象。他试验了五百多种染料，发现一种带有磺酸基团的红色染料可以使被锥虫折磨濒死的小鼠转危为安，他把这种物质命名为锥虫红。

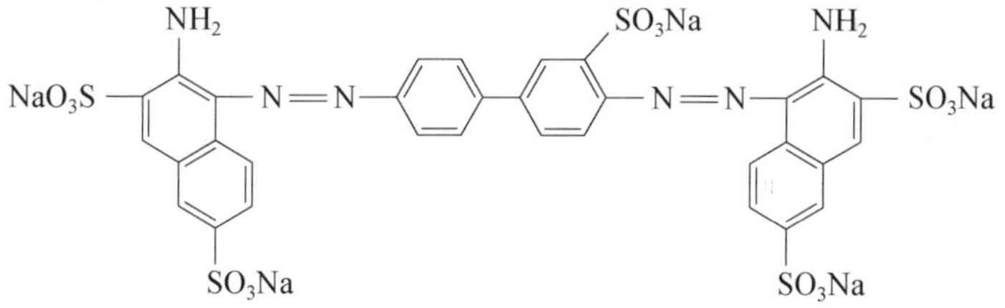

图 5-7　锥虫红

　　但后来发现这种物质并不能杀死各种类型的锥体虫，研究陷入困境。在读到一篇发表在英国医学杂志上的文章时，艾利希注意到文中说"阿托西"在实验动物身上可以杀死锥虫，"阿托西"是 1868 年由比尚普（Bechamp）合成的有机砷类化合物。埃利希的老师科赫教授接受德国睡病研究委员会指派的一项工作，到东非去评价阿托西用于治疗睡眠病的功效。他们发现，要治愈睡眠病，需持续注射阿托西 6 个月，试验结果表明，有2%的病人因视神经受损而失明，因为这种化学药物有毒。于是埃利希想通过修改这种化合物的结构来改善其效果，当他和助手们从合成的上千种阿托西的衍生物中筛选治疗欧洲睡眠病的化学药物时，绍丁（Fritz Schaudinn）和霍夫曼（Erich Hoffmann）发现了引起人类梅毒病的梅素螺旋体，并误认为梅毒螺旋体是一种原生动物，与引起昏睡病的锥体寄生虫类似。这种误判却启发了埃利希，他开始尝试用有机砷化合物治疗梅毒。

经过大量的合成和动物检测实验，埃利希在几百个化合物中最后筛选出编号为606的一种能治疗感染了梅毒螺旋体兔子的物质，效果很好，而且在有效剂量和安全剂量范围内，通用名为肿凡纳明，1910年上市，商品名为"洒尔佛散"（Salvarsan），之后又合成出更容易溶解和注射的新肿凡钠明，也称为914。在青霉素发明之前，606和914一直是治疗梅毒的首选药物。虽然后来因为毒性不再使用，但埃利希开辟了化学疗法的先河，被誉为化学疗法之父，并获得1912年和1913年诺贝尔生理学或医学奖提名。

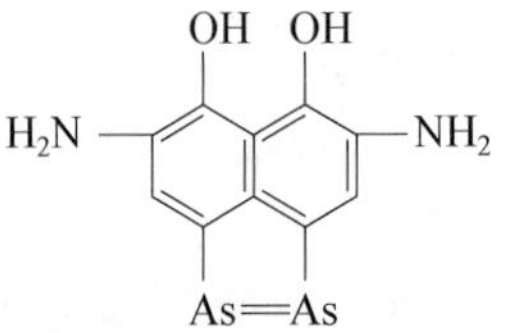

图 5-8　肿凡纳明（606） 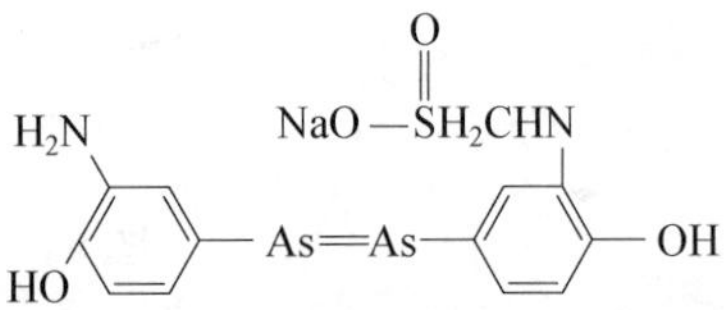　　　　图 5-9　新肿凡钠明（914）

第 3 节　磺胺类药物的发明

《荀子·劝学》中的名句"青，取之于蓝，而青于蓝"告诉我们古代靛青染料是从蓝草中提炼出来的。我国在春秋战国时期就能提取植物染料，而印度在公元前 100 多年就会利用天然的植物提炼染料，由于天然染料色彩不全而且容易褪色，后来被化学合成染料所取代。染料化工的发展促进了化学合成科学和药物化学的发展。

第一种合成染料是由英国皇家化学学院著名的化学家霍夫曼 18 岁的学生威廉·亨利·珀金（W. H. Perkin，1838—1907）在实验室研究抗疟药物奎宁时偶然发现的。虽然奎宁没有合成成功，却开创了染料合成化学的新纪元。

最早期的酸碱合成和最早的染料合成以及工业化生产都是在英国实现的，所以英国是合成化学工业的发源地，但仅约十年之后就被后起之秀德国赶超。德国充分发挥科学家的研发潜力，使研发和产业化有机整合，很快垄断了合成染料行业，加速了天然染料种植业的衰退。

在德国化学家埃利希用合成的 606 和 914 两种化合物成功治疗疟疾的启发下，德国著名的染料企业纷纷建立起医药部门研究新药开发。1932年，德国拜耳（Bayer）公司的细菌和病理研究所主任杰拉德·约翰内斯·保罗·多马克（Gerhard Johannes Paul Domagk，1895—1964）开始对同事合成的一千多种染料进行抗菌筛选，他用感染了细菌的小鼠模型筛选出 2,4 -二胺基偶氮苯- 4 -磺酰胺，简称磺胺。虽然体外抑菌实验显示无效，但治疗感染链球菌的小白鼠效果极佳，安全性也非常好，同年拜耳公司并入法本（IG Farben）公司，并注册了专利。

无巧不成书，恰在此时，多马克的女儿手指受伤感染了链球菌，用尽了当时的医疗技术还是控制不住病情的发展，在面临截肢的情况下，多马克决定用刚刚发现的抗菌药物磺胺试试，令人无比欣慰的是磺胺使孩子转危为安。磺胺的第一次人体实验竟然是在多马克自己女儿身上进行的，被传为佳话。经过随后几年的临床实验后，1935 年磺胺以商品名称"百浪多息"推广到全世界。1939年多马克被授予诺贝尔生理学或医学奖。在青霉素问世之前的这段时期，磺胺类药物担负着抗菌救命的医药使命。在二战期间，战场上的战士们如果分到了一包磺胺，那是比金子还要贵重的东西。从洒尔佛散到磺胺，是化学药物逐步兴盛的标志。人们对药物的认识也由浅至深，由感性向理性迈出了重要的一步。

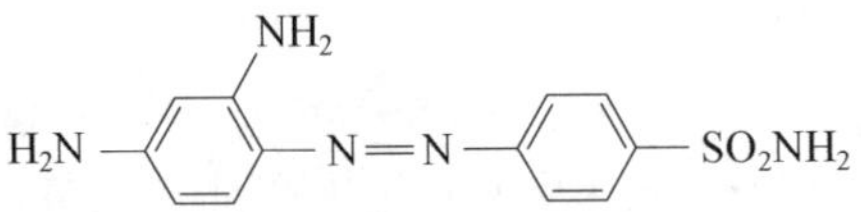

图 5-10　百浪多息

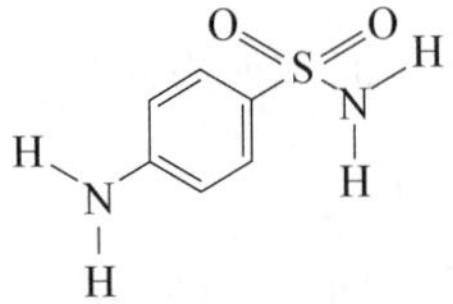

图 5-11　磺胺

百浪多息问世不久，巴斯德研究所的三位科学家雅克·特福夫妇（Jacques Trefouel）和丹尼尔·博韦（Daniel Bovet，1907—1992）揭开其抑菌机理。这要从磺胺的作用说起。叶酸是细菌生命活动必需的物质，不能从外界吸收，只能由细菌自身合成，合成叶酸的原料是与磺胺结构类似的物质对氨基苯甲酸，磺胺类药物进入细菌细胞后与对氨基苯甲酸竞争酶的活性部位，从而使细菌细胞无法合成叶酸的前体物质二氢叶酸，通过抑制细菌合成叶酸达到杀灭细菌的目的。叶酸的缺乏会在细菌细胞内造成DNA复制受阻等后果，使细菌因此死亡。而人类等哺乳动物可以直接利用

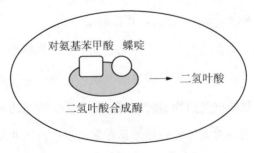

图 5-12　细菌合成二氢叶酸示意图

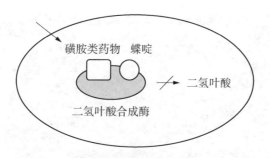

图 5 - 13　磺胺类药物抑制二氢叶酸合成示意图

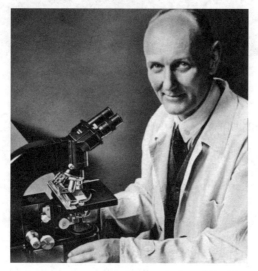

图 5 - 14　发现抗菌药物第一人：多马克
(Gerhard Domagk, 1895—1964)

食物中的叶酸，因此磺胺类药物不会杀死人体细胞。百浪多息在人体内能分解产生磺胺，所以能够抑菌。

第 4 节　青霉素从发现到发明

《盘尼西林·1944》是 2008 年 6 月 15 日在上海首映的一部电影，根

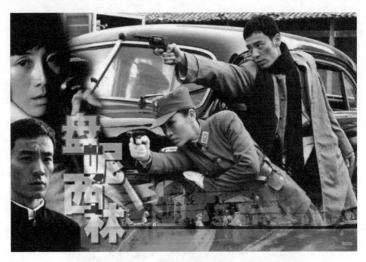

图 5-15 电影《盘尼西林·1944》宣传画

据无锡抗日斗争时期的真实故事改编，讲述了抗日战争时期，敌我双方为了争夺两箱珍贵的药品——盘尼西林而展开的一场殊死较量。

盘尼西林（Penicillin）就是青霉素，是一种从青霉菌培养液中提制的药物，是第一种用于治疗人类传染病的抗生素。青霉素的发现是抗菌素发展历史上的一个里程碑，引发了医学界寻找抗菌素新药的高潮。

盘尼西林在二战时期被叫做"救命药"，被列为二战三大发明（原子弹、雷达、青霉素）之一，虽然到 1945 年才实现大量生产，但是在二战最后的关键时刻，其对于同盟国的最后胜利起到了重要作用。1945 年，青霉素横空出世，其意义甚至超过了二战胜利本身，从巴斯德时代认识传染病到青霉素的问世征服众多传染病，历时约 80 年的时间，从此揭开了抗生素战胜传染病威胁的时代。发现和发明青霉素的三位科学家获得 1945 年诺贝尔生理学或医学奖，他们是亚历山大·弗莱明（Alexander Fleming，1881—1955）、霍华德·沃尔特·弗洛里（Howard Walter Florey，1898—1968）、恩斯特·伯利斯·钱恩（Ernst Boris Chain，1906—1979）。

现在我们回顾一下青霉素从发现到发明的研究历史。

一、亚历山大·弗莱明

青霉素这一医药学上的重大发现完全是一个偶然的机遇促成的。

亚历山大·弗莱明大学毕业后一直在圣玛丽医院工作，研究细菌和免疫学方向，培养细菌是他的日常工作。1921 年他发现鼻黏液中含有抗菌物质，后来和同事一起证实在唾液、泪液等人体分泌的液体中也含有这种物质，于是将其起名为溶菌酶。早在 19 世纪就有人发现细菌和霉菌之间存在对抗作用，弗莱明对于内源或外源抗菌现象非常熟悉，这对于他在 1928 年的某一天的重大发现起到至关重要的作用。

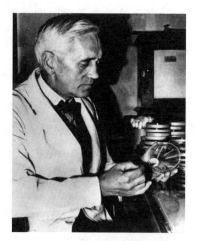

图 5 - 16 亚历山大·弗莱明（Alexander Fleming, 1881—1955）在实验室
照片来源：Bristol-Myers Squibb Corporation

度假回来的弗莱明来到实验室，看到一只没有按照计划放入培养箱的培养皿放在凳子上，培养皿中培养的是能够使人体发炎的金黄色葡萄球菌，或许在准备培养基的过程中，一个青霉孢子被意外地引入培养基中，这个孢子可能是从窗户飘进来的，更可能是从下面实验室飘上来的，那里正在培养各种霉菌。可是尽管这样，如果培养皿被如期放入细菌的培养箱中，培养细菌的温度下霉菌孢子也没有生长的机会，放在实验室凳子上的培养皿却允许细菌和霉菌一起生长，一切都是这样完美地结合了。这种巧合造成的结果恰巧被度假回来的弗莱明敏锐地发现了：霉菌对细菌的对抗作用。弗莱明发现在培养皿的边缘处长了一个大大的霉菌菌落，这个培养

皿中本应长满金黄色葡萄球菌，由于外来霉菌的入侵，使得霉菌菌落周围的金黄色葡萄球菌菌落稀疏，改变历史和拯救人类命运的物质就在这位科学家的视线扫过培养皿的瞬间产生了，长期研究抗菌物质并发现溶菌酶的科学家弗莱明立刻意识到，霉菌一定产生了某种具有强大杀菌作用的物质，消灭了与它接触到的葡萄球菌。

葡萄球菌是极其重要的人类致病细菌，因此这一发现非同寻常。这种神秘的具有如此效力的霉菌究竟是哪种霉菌呢？弗莱明和助手们迅速针对它展开系统研究。首先进行菌种鉴定，他们从培养皿中刮出一点霉菌，小心地放在显微镜下，他终于看到了那种能使葡萄球菌逐渐溶解死亡的菌种——青霉菌。随后，他们对青霉菌进行液体培养，把霉菌从固体培养基转移到一个装满培养液的培养瓶中继续培养。青霉菌在液体培养基中迅速生长，几天后，培养液呈淡黄色。在进一步的研究中他又惊讶地发现，不仅这种青霉菌本身具有强烈的杀伤细菌作用，培养瓶中淡黄色的培养液经过过滤后也有很好的杀菌能力。于是他推测，真正的杀菌物质应该是青霉菌生长过程的代谢物，他称之为青霉素。此后，在长达四年的时间里，弗莱明对这种青霉菌进行了全面的研究。结果表明：青霉素对许多能引起严重传染病的病原菌都有显著的抑制和杀伤作用，能杀死链球菌、白喉杆菌、炭疽杆菌、肺炎球菌等，而且杀菌作用极强，即使把培养液稀释1000倍，也能保持原有的杀菌力。在研究了多种霉菌对细菌的抑制作用效果后弗莱明发现，众多霉菌中只有青霉菌具有这个能力，他把这种培养液注射给小白鼠和兔子进行安全性检测，动物实验表明它的毒害极小。弗莱明并没有在动物身上做青霉素抑菌实验，可能是因为当时他只是把这种粗提物当作局部消毒剂来进行设计实验的。作为微生物学家，由于技术的原因，弗莱明没有获得纯度更高的青霉素，而且青霉素对葡萄球菌体外抑制作用也出现了不稳定性，可能青霉菌不能持续产生青霉素，也可能葡萄球菌对青霉素产生了耐药性。但是他用青霉菌培养液的粗提物曾成功地治愈了一个矿工被感染的眼睛以及一个出生时由于母亲患有淋病而感染了眼疾的婴儿，治疗方法是用粗提液进行眼部冲洗。由于粗提物青霉素含量低，成分不纯，因此没有进一步用于临床检验。1929 年 6 月，弗莱明在《英国实验病理学杂志》上发表了他关于青霉菌的研究论文，并且将这株青霉菌的菌种仔细地传代保存，并将菌种送给了牛津大学同时保存。这株菌种后来被重新启用，创造了青霉素奇迹。

弗莱明发现了青霉素，似乎是偶然性事件，但如果没有抑菌作用的专业认知，没有发现问题的敏锐洞察力，没有理性的科学思维，这个偶然就会一闪即逝，人类不知要再等多少岁月，不知要牺牲多少生命才会等来下一个偶然。弗莱明的惊天发现在当时没有引起关注，但却开启了一扇通往抗生素殿堂的大门，为后来的科学家开辟了道路。

二、霍华德·沃尔特·弗洛里和恩斯特·伯利斯·钱恩

弗莱明发现青霉素没有引起广泛影响的一个重要原因是当时埃利希发明的磺胺类抗菌药物正迎来举世瞩目的临床效果，随着磺胺类药物的开发和广泛使用，它抗菌的局限性逐步显露出来：容易产生耐药性，长期使用对肾脏具有毒副作用。在二战期间，战场上伤口感染死亡人数远远超过战死的人数，新型抗菌药物的开发显得越来越迫切。

牛津大学澳大利亚病理学家弗洛里 1935 年任威廉·邓恩病理学院主任，据说

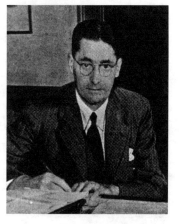

图 5-17　霍华德·沃尔特·弗洛里 (1898—1968)
（图片来源：National Library of Medicine，images from the History of Medicine collection）

他 1937 年看到弗莱明多年无人问津的青霉素论文，产生极大兴趣，开始组建团队研究青霉素，他邀请了一些生物学家、生化学家和病理学家共同参与，其中德国生物化学家恩斯特·伯利斯·钱恩（1906—1979）是他最主要和得力的同事。

在弗洛里的领导下，联合实验组开始了紧张的研究工作。细菌学家们每天要配制几十吨培养液，把它们灌入一个个培养瓶中，在里面接种青霉菌菌种，等到它们充分繁殖后，再把培养液送到钱恩那里进行提取。提取工作繁重而艰难，通常一大罐培养液只能提取出针尖大小的一点点青霉素。功夫不负有心人，经过几个月的辛勤工作后，钱恩终于得到了一小匙青霉素，把它溶在水中，用来杀灭葡萄球菌，效果很好，即使稀释 200 万倍，仍然具有杀灭能力。作为化学家的钱恩对于青霉素的提纯起到至关重要的作用，1940 年 5 月 25 日，在弗洛里的主张下，8 只小鼠被注射溶血性链球菌，其中 4 只小鼠随后被定时定量注射青霉素。16 个半小时后，接受青霉素治疗的四只老鼠还活着，但它们未经治疗的同伴却全部死亡，这一发现在研究团队中引起了极大震动。整个夏天，团队成员对数百只老鼠进行了进一步的测试，1940 年 8 月 24 日，弗洛里和钱恩在《柳叶刀》上报道了他们的发现，这篇文章告诉世界，青霉素将改变世界。

随后，他们开始了更努力的提取工作，终于获得了一茶匙青霉素。1941 年 2 月，青霉素人体测试的时机到来，一位警察刮胡子时划破了脸，因伤口感染而患了败血症，他很快被送进了牛津的一家医院。当时病人已经全身脓肿，体温高达 40.5℃，十分虚弱。尽管医生们

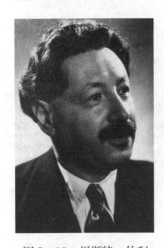

图 5-18　恩斯特·伯利斯·钱恩
（1906—1979）
（图片来源：National Library of Medicine, images）

竭尽全力想尽各种办法，使用了当时最好的磺胺类药物，却根本无法阻止感染的进一步发展。看着垂危的病人，医生都认为他活不了几天了，但这种情况却为一直想试用新药青霉素的弗洛里和钱恩创造了一个绝好的试验机会，他们向院方要求在这个病人身上试一试。当时医生反正已经放弃了希望，就同意了他们的请求。于是弗洛里和钱恩带着他们所有的青霉素来到了这个警察的病床前，并每隔3个小时为病人注射一次青霉素。结果24小时后，不可思议的事情发生了，病人的情况稳定了。两天后，病人的体温下降，脓肿开始消退，病人自己也感觉好多了，并开始有了食欲，生命力似乎又回到了病人体内。然而，钱恩等人总共只有一茶匙青霉素，青霉素在不断减少。开始，医生还能够从病人的小便中回收一点，但是最后连这一点都用完了。五天后，眼看病人就要复原了，可是青霉素也已经用完了，于是病人的病情又随之恶化，结果这位警察还是没能被救活。

他们为没能挽救那位警察的生命而感到深深的遗憾，但这毕竟是一个激动人心的开端。它表明，只要有青霉素，就能有效地制止感染，而且与常常引起较大副作用的磺胺相比，也不会对病人产生有害的副作用。几个星期后，他们诊治了一个严重感染伴毒血症的病人，在其他药物治疗无效的情况下，注射青霉素竟然使他化险为夷。后来，他们又在非洲战场上小规模地试用了青霉素。结果再次证明，青霉素能防治多种严重感染性疾病，控制伤口的继发性细菌感染，局部应用还可使伤口加快愈合。经过多次实验，钱恩等人对青霉素的特性、用法和提取都积累了宝贵的经验。问题是青霉素的供应量太少了，单靠实验室提取，只能满足少数病人的需求，还常常要从患者的尿液中回收再用，这种情况怎能满足所有病人的需求呢？弗洛里清醒地意识到，要使青霉素广泛地应用于临床治疗，必须改进设备，进行大规模生产。但当时的伦敦正遭受德国飞机的频繁轰炸，青霉素的大量生产无法实现。

1941 年 6 月，弗洛里带着青霉素样品来到不受战火影响的美国。1941 年 12 月 7 日，日本偷袭美国珍珠港，几千人伤亡，太平洋战争爆发，参战的美国政府立刻意识到这种抗感染药物对于前线的伤员意味着什么，政府直接出面大力支持青霉素的研发和产业化生产。弗洛里的研究小组经过与美国科学家的共同努力，终于研究出了以玉米汁为培养基培养霉菌的方法，在 24℃的温度下进行生产，青霉素的产量提高了 1 000 倍。之后多家公司共同参与，很快实现了量产，提取出的青霉素纯度高，很快在临床上得到广泛应用，一些传染病的死亡率大大下降，无数人的生命因此被挽回。

1944 年，二战到了最后关头，青霉素的大量生产拯救了千百万病员伤兵，为二战的胜利作出巨大贡献，成为第二次世界大战中与原子弹、雷达并列的三大发明之一。弗莱明也因为发现青霉素而登上 1944 年《时代周刊》。战争结束了，而青霉素的威力却刚刚开始显现，人类的寿命因它

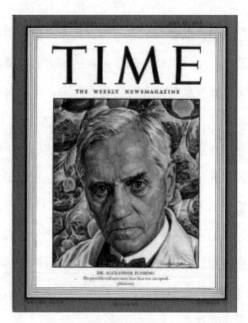

图 5-19　1944 年 5 月 15 日，弗莱明登上
美国《时代周刊》

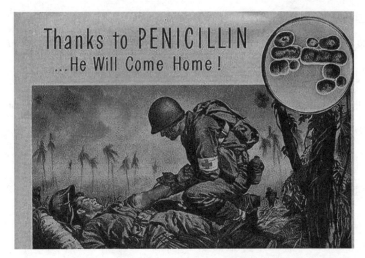

图 5 - 20　1944 年美国《生活》杂志刊登青霉素的宣传画上写
着："谢谢盘尼西林，伤员可以回家！"

的问世延长了 10～15 年。1945 年，诺贝尔基金会为了表彰弗莱明、弗洛
里和钱恩三人在青霉素的发现和应用方面所做出的杰出贡献，将当年的诺
贝尔生理学医学奖颁发给了他们。

【参考文献】

［1］葛彬，徐闫，丁俊威，等. 抗疟疾新药研发的各种策略［J］. 国外
　　　医药抗生素分册，2018，39（1）：1 - 13.

［2］汤雨晴，郑维义. 抗疟疾药物的研究现状与发展［J］. 中国新药杂
　　　志，2019，28（8）：961 - 966.

［3］郭瑞霞，李力更，付炎，等. 天然药物化学史话：奎宁的发现、化
　　　学结构以及全合成［J］. 中草药，2014，45（19）：2737 - 2741.

［4］云南地区五二三协作组. 抗疟中草药青蒿的研究应用［J］. 人民军
　　　医，1978（4）：36 - 37.

［5］黎润红，张大庆. 青蒿素：从中国传统药方到全球抗疟良药［J］. 中

国科学院院刊，2019，34（9）：1046 - 1057.

［6］张清建. 埃利希：化学疗法的先驱［J］. 自然辩证法通讯，2001
（4）：81 - 89，35.

［7］何世超，Ponmani Jeyakkumar，Avula Srinivasa Rao，等. 磺胺类药
物化学研究新进展［J］. 中国科学：化学，2016，46（9）：823 -
847.

［8］周嘉华. 德国有机合成工业的早期发展［J］. 化学通报，1987（5）：
57 - 60.

［9］魏屹东. 从珀金发现苯胺紫想到的——关于科学发现的几点思考
［J］. 科学，2000，52（3）：34 - 36，2.

［10］彭雷. 极简新药发现史［M］. 北京：清华大学出版社，2018

［11］王志鹏，冯天师，崔丽嘉，等. 过渡态理论于磺胺药物抑菌机理刍议
［J］. 中国科学：生命科学，2013，43（9）：778 - 787.

［12］尤启冬. 药物化学第 7 版［M］. 北京：人民卫生出版社. 2012

［13］林冬. 青霉素——从发现到发明［J］. 中国工程师，1997（4）：
16 - 18.

［14］张晓雷，尹海权，王明召. 青霉素杀菌的化学原理［J］. 化学教学，
2012（10）：74 - 76.

［15］赵承渊. 医学诺贝尔之路（1945）：抗生素时代［J］. 中国科技奖
励，2013（4）：80 - 81.

［16］陈俊升，陈代杰，路慧丽. 传染病背后的科学——从"N 个第一"
的诞生到传染病的防治［J］. 中国抗生素杂志，2020，45（4）：
315 - 346.

挖掘研究智慧

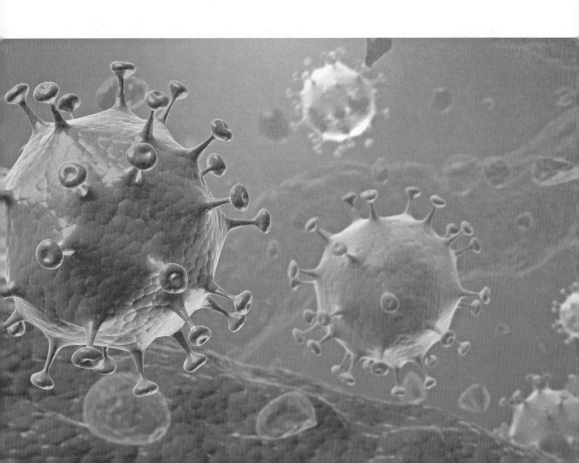

科学研究是以科学问题为起点，科学家利用一定的仪器设备和科学方法探索认识未知的过程，所以科学研究是创造性的工作。问题在这里，结论在哪里？如何到达问题的彼岸？科学家们开始迷宫寻宝，各显神通。展开科学研究工作，可以借助工具，可以组建团队，研讨设计寻宝路径和策略，找到了还需要论证其真伪，这个艰巨的任务可能需要几代科学家接力共同完成。谁是最后的成功者呢？

第6章 科学精神

伟大的教育家孔子说："知之者不如好之者，好之者不如乐之者。"伟大的科学家爱因斯坦说："兴趣是最好的老师。"科学研究之路崎岖而漫长，只有热爱才能做到坚持。

在科学研究中，研究者个人完全可以基于自己的兴趣去选择科研课题，发挥自己的特长。基于这种兴趣使然的科学探索，研究者通常会异常专注地投入精力、智力和时间，可能会有重大发现，也可能默默无闻一辈子。但是科学研究没有失败，科学家的每一次尝试，只要实事求是地记录自己的研究历程，从材料到方法，再到结果分析，都是对这个研究领域的贡献。他的成功证明他的假设是成立的，他的失败可以告诉后来者，这条道路我走过，行不通，请绕行。

第1节 医者仁心与学者严谨成为生命支柱

1854 年，霍乱流行愈演愈烈，8 月的伦敦被霍乱死神包围。约翰·斯诺当时是伦敦的医生，为了探寻病因，在人们都纷纷逃离伦敦的时候，他却挨家挨户询问病情，详细记录汇总，几乎接触了宽街周围的所有患者及其家属，最终绘制出霍乱地图。有了第一手的资料，他说服了政府采取行动关闭宽街水泵，控制住了霍乱的进一步蔓延，为确定霍乱的传播途径做出了巨大贡献。

1846 年，维也纳中心医院产科医师伊格兹·塞麦尔维斯发现产褥热高发，医院里的感染率甚至超过没来得及到医院而在马路上生小孩的感染率。塞麦尔维斯面对这种情况感觉非常困惑，医生的职责和使命驱使他辛勤工作，解剖尸体、观察病情、探究病因。在分析 1847 年同事科列奇（J. Kolletschka）在尸体解剖时划伤手指不久死亡的事件后，他得出产褥热是传染病的结论。当他笃定同事死于类似"产褥热"的感染时，他却没有因为此传染病的危险而停止工作来保全自己，而是加倍努力工作去证实自己的推测。

1865 年，法国的军医维尔曼（Jean-Antoine villemin，1827—1892）第一个用实验来证实痨病的传染性。1882 年，德国医生科赫分离出结核杆菌，1883 年又分离出霍乱弧菌，他所创设的"科赫原则"成为确定传染病病原的基本准则。在做动物实验或从患者体内取样分离病原时，需要反复接触传染源和病原体，但他们从不畏惧，做好科学防范然后舍生忘死。

医生是直面疾病的群体，他们能第一时间发现传染病的特点，对于定义传染病、发现传播方式、如何预防最有发言权，所以各种传染病的早期发现，几乎都是医生的贡献，他们因为有救死扶伤的职业爱心，才有面对传染病时的勇气。

医生如此，科学家们亦如此。巴斯德小组的一位科学家在霍乱病源研究中不幸染病去世，其他人还继续进行研究；我国科学家汤飞凡发现沙眼衣原体，为了按照"科赫原则"证实自己的推测，他把沙眼衣原体接种到自己的眼睛中进行观察；我国以屠呦呦为首的抗疟药研究小组也曾把最初的青蒿素提取物在自己身上做安全性测试；在 2019 新冠肺炎大流行期间，我国无数医务工作者和科学家逆行疫区。正是有这样一群勇敢而执着的科学家们，一个个病原体才被发现，为后续的药物研发、疫苗研制提供了材料和依据。

医药学研究关乎生死，医学科学家们面临的挑战除了来自科学研究本身，还来自自己的研究成果是否安全和有效。1846 年来到维也纳中心医院妇产科工作的医生伊格兹·塞麦尔维斯在调查之后提出产褥热是由医生解剖过尸体的手传给产妇的，并要求解剖完尸体的医生和医学院学生用漂白粉洗手之后再进行产妇检查，这个要求遭到几乎所有人的反对，因为大家对"瘴气致病"的理论深信不疑，不相信医生是病人的"杀手"。但在他的坚持下，还是有一些医生和医学生听从他的建议，用了漂白粉洗手，在 1847 年 6 月至 8 月，产妇死于产褥热的比率从 7.8% 下降至 1.8%。在如此明显的效果面前，权威人士还是选择维护旧的学说，1849 年，塞麦尔维斯被辞退回匈牙利，1865 年去世。

真理迟早都会为人们所接受，只是这个过程可能需要很长时间，因此科学家的执着精神显得尤为重要。中世纪的欧洲——宗教凌驾于科学之上的时期，如尼古拉·哥白尼一样的科学家们坚持科学观点，不惜用毕生的精力为科学而战，才有了"日心说"等一系列科学真理来解放人类的错误思想，如果没有哥白尼、伽利略、巴斯德等科学家大胆质疑统治了人们千年的理论，就不会有现代科学和现代医药学的诞生。科学坚持需要的不仅仅是勇气，更需要的是科学信心，科学信心来自科学研究中发现的客观事实，有信心才能敢于质疑。在非常时期，在紧要关头，这些医生的仁爱之心，学者们忘我的科学精神，成为人类面临瘟疫时的两大精神支柱，是战胜瘟疫的最主要的两股力量。

第 2 节　科学继承与科学批判共存

科学研究具有继承性和批判性双重特征。新一代科学家继承老一代科学家的思想和研究方法，把实验引入科学研究，不再仅通过简单观察自然现象和自然规律而总结出结论。从伽利略自由落体实验开始，就有了对古希腊时期伟大哲学家亚里士多德、托勒密等学说的怀疑和批评，批判恰恰来自充分了解这些先哲思想的人。科学批判从科学继承中走出来，汲取前人的思想精华，认识其不足，纠正其错误。

巴斯德"细菌致病"理论诞生之前，普遍被接受的传染病的病因是"瘴气致病"，随着细菌出现在显微镜下，科学家们发现了一个微小的世界。显微镜在詹森和罗伯特·胡克这些工匠师的手里传承发扬，分辨率逐渐提高，最终从工匠师的手中传递到医生和科学家的手上，于是细菌与传染病关联了起来。在追踪细菌来源时，科学家们发现了病原菌的源和流，以巴斯德为代表的科学家们提出细菌是传染病的病原，细菌接触了传染源后传过来致病，不会凭空产生，细菌只能来自于细菌，这种想法又和亚里士多德时期提出的、被笃信千年的"自然发生学说"相抵触。"自然发生学说"首次被质疑是在 1668 年，意大利宫廷医生佛罗伦萨实验科学院成员弗朗切斯科·雷迪（Francesco Redi，1626—1697）设计了三组实验，发现"腐肉生蛆"的原因是苍蝇在肉上产了卵，蛆虫是苍蝇的后代，不是腐肉自发产生的。在此基础上，巴斯德设计了巧妙的曲颈瓶实验证明了使肉汤腐败的细菌是来自空气，不是腐败的肉汤自发产生的，细菌是肉汤腐败的原因，不是肉汤腐败的结果。于是"瘴气致病论"和"自然发生学说"都逐渐被抛弃。

当然，提出"瘴气致病"和"自然发生学说"的人在当时和现在都是很了不起的，他们在思考为什么发病，思考生命的来源，爱因斯坦说过：提出一个问题往往比解决一个问题更重要。但是，时代在进步，科技在发展，后人对过去的理论毫不怀疑地坚持，不去深入思考和验证，必然成为发展的阻力。

中学自然科学的课堂上，教师常常在教授正确的科学原理之前，先引用古希腊著名哲学家亚里士多德在相关领域的思想，然后把他的错误思想当成靶标，探讨后人如何通过实验研究推翻了他的结论。甚至有时为了凸显他的荒谬，断章取义地对他的一句话进行反驳，不顾他所处的时代背景和他论述的上下文关系。教师这样做往往会导致学生忽略了他的伟大贡献，把他当作科学笑谈。"失败是成功之母"，这些古代哲学家们涉猎广泛，在没有任何科学研究工具的荒芜时代，却提出了自然科学各个领域的科学问题，并试图解释寻找答案，本身就值得敬佩，只是由于人体感官的局限性，错误是不可避免的。然而后人正是沿着这些科学问题的轨道一点点在黑暗中摸索，就像攻关打怪一样，前行路上不时地获得工具或能力的升级，最后通关胜利。所以科学家的错误是正常的，是被允许的，然而为了维护自己的科学权威，固执地偏袒掩盖自己的错误是不应该的，科学研究领域是开放的，科学思想也是开放的，现在认为完全正确的，未来可能被证实为错误，所以作为教师，要给学生以开放式的科学教育，正确认识科学继承与科学批判，不能为了彰显后人的成就，全盘否定前人的贡献，否则会使得学生对科学研究的失败产生畏惧，甚至对科学研究产生畏惧。科学研究天地高远而辽阔，科学思想百家争鸣，百花齐放才能不断创新。科学研究之路需要人梯，如牛顿自我评价所说："如果说我比别人看得更远些，那是因为我站在了巨人的肩上。"牛顿的成就是在继承和发扬了哥白尼、伽利略、开普勒等科学家的研究成果的基础上用数学方法完美统一了力学三定律，提出适用于整个宇宙的"万有引力定律"，否定了亚里士多德"天地不一"的观点，成为最伟大的科学家之一。

第 3 节　科学合作与科学争论并重

众所周知，继承前人的科研成果、借鉴前人的经验和教训非常重要，这是一个蓄能的过程，达到一定程度后只需要一个灵感就能引燃发动机。一个人的力量是有限的，科学领域广阔，需要大批科技工作者合作攻关。科学合作最基本的就是近距离课题组形式，比如最典型的成功案例是巴斯德带领下的研究小组和科赫领导的研究小组，在传染病病原体的发现、疫苗的研究领域做出巨大贡献。巴斯德提出"细菌致病"理论距今 150 多年的时间，开辟了一个传染病研究的新时代，他创造了打开宝藏的钥匙，众多科学研究者追随着他，他们组成一个强大阵营，分工合作，互相启迪，共享技术和想法，思维在碰撞中产生火花。在巴斯德年代还没有诺贝尔奖，但他却创造了好多个第一：第一个提出细菌致病理论，第一个发明鸡霍乱疫苗、炭疽疫苗、狂犬病疫苗，巴斯德的助手亚历山大·耶尔森（Alexandre Yersin，1863—1943）发现鼠疫杆菌。巴斯德在政府的支持下于 1887 年在巴黎创建巴斯德研究所，成立一百多年来逐渐发展成为遍布世界 26 个国家、32 个分所组成的，集基础科学研究、公共卫生服务、教育联盟、科技创新于一身全球合作性研究结构，"巴斯德人"广泛的国际交流与合作使得他们成为科学共同体，强强联合，从第一届诺贝尔奖颁发到现在已经获得 10 项诺贝尔奖。

微生物学的另一位奠基人是德国细菌学家科赫，他是一名医生，治学严谨，专业性强，发明了一系列微生物培养和分离纯化的方法和技术，而且这些微生物实验的基本技术一直沿用至今。他是第一个证实炭疽病是由炭疽杆菌引起的科学家，发现并且分离出了结核病的病原菌结核杆菌，他创造的传染病病因确定的"科赫原则"也一直沿用到现在，科赫与巴斯德共同缔造了微生物学。科赫团队和巴斯德团队既有合作，也有争论。科赫于1883 年 1 月 18 日公开发表文章质疑巴斯德发明的减毒疫苗不是纯化的菌种制成的，方法不正确，研究不严谨，结论不正确，巴斯德于两天后公开答复科赫对于方法和研究的疑问，并说明自己的研究价值。两位重量级人物的争论由来已久，双方各有所长。质疑也不是无中生有，虽然其中可能也包含各自的国家和个人背景等因素的影响，但主要还是客观的、科学层面上的争论，这种毫无保留的挑剔表面上有伤和气，但对于双方的进步却起到推动的作用，有阻力才有动力，两位微生物强者之争，成就了这门科学的持续发展。

争论从未停止过，但是在发现白喉抗毒素的研究中，双方都做出了巨大贡献。1883 年人们从白喉患者的假膜中找到了白喉的病原体——白喉棒状杆菌，1884 年，科赫实验室的莱夫勒（Friedrich Loffler，1852—1915年）认为白喉棒状杆菌可能会产生一种强烈的毒素分布到全身从而导致生病和死亡。1888 年，巴斯德实验室的罗克斯（Emile Roux，1853—1933年）和后来发现鼠疫杆菌的耶尔森受莱夫勒受到启发，他们将过滤除去白喉细菌的滤液注射给健康的动物，结果动物得了白喉一样的病，证实了莱夫勒关于分泌型毒素的猜测，并顺理成章成功分离到了白喉毒素。1890年，科赫实验室的阿道夫·冯·贝林（Emil Adolf von Behring，1854—1917）和他的大学朋友埃里希·韦尼克（Erich Wernicke）一起研制出了第一种有效的白喉抗毒素血清，1891 年用免疫的羊制取的白喉抗血清成功治好了一位白喉患者，1894 年开始生产这种抗毒素血清用于治疗白喉患者，1901 年，贝林先于科赫获得第一届诺贝尔奖的生理学或医学奖，以表彰他对白喉、破伤风等的血清疗法和白喉抗毒素发明的杰出贡献。

世界上第二种抗生素链霉素的发现也是一个团队合作的结果。链霉素是第一种治疗肺结核的有效药物，它是由土壤中的放线菌链霉菌产生的。

继弗莱明发现青霉素之后，创造抗生素奇迹的另一个伟人是美国科学家塞尔曼·A·瓦克斯曼（Selman A. Waksman，1888—1973）。瓦克斯曼在1916年研究生期间就开始对土壤微生物进行研究，1932年，瓦克斯曼开始研究人们早已经发现的问题：结核杆菌在土壤中很快被杀死的原因，他推测可能是土壤中微生物的作用。受到弗莱明的启发，1939年，在药企的资助下，瓦克斯曼领导他的几十个学生开始系统地研究土壤微生物及其分泌的抗菌物质分离，链霉素是由瓦克斯曼的学生阿尔伯特·萨兹（Albert Schatz）工作了三个月后分离出来的，1944年在美国和英国进行大规模临床实验，证明对肺结核效果特别好。1952年瓦克斯曼获诺贝尔生理学和医学奖。正如我国科学家屠呦呦获得诺奖一样，虽然获得诺奖的只有一人，但是研究成果却是整个团队共同的成就。土壤微生物众多，大量没有目标的筛选工作十分艰难，只有大家齐心协力，才能功到自然成。

最后我们从每年诺贝尔生理学或医学奖的获奖统计数据来看，更能够理解科学合作的重要性。截至2020年，这个奖项共颁发111次，有222人获得该奖，其中210名男性以及12名女性，39次由一人获得，33次由两人分享，39次由三人共享，集体获奖比例达65.7%。

尺有所短，寸有所长，只有取长补短，百家争鸣，才能保证科学研究的持续发展。

【参考文献】

［1］潘巧，范琼，汤书昆. "巴斯德式"发展模式——法国巴斯德研究所科技创新模式［J］. 世界科技研究与发展，2018，40（5）：528-532.

［2］冯翔. "巴斯德人"的成功及启示［J］. 科技导报，2013，31（16）：84.

第7章 微生物学技术与方法

"工欲善其事，必先利其器。"无论面对疾病还是科学问题，仅凭一股热情是远远不够的，恰当的研究工具和正确的研究方法是科学研究成功的必要条件。生物学以生物体和生命规律为研究对象，相对于物理学和化学的研究来说更复杂，更富于变化，所以生物学整体的发展相对较晚，作为生物学分支的微生物学尤其如此。随着物理学和化学研究的发展，各种科学技术的进步，如观察工具、培养技术、检测技术、数据分析技术等，微生物学的研究手段和研究方法才越来越先进，科学发现不断涌现出来。

第1节 微生物技术革命

一、发酵过程研究历史

对发酵过程的研究开始于化学家，被尊为"化学之父"的法国化学家拉瓦锡（Lavoisier，1743—1794）撰写的第一部真正现代化学教科书《化学基本论述》中有对发酵过程的解释，直到1842年德国著名化学家李比希（Justus von Liebig，1803—1873），一直沿用发酵是简单化学过程的思想，他们都用下面的反应式表示酒精发酵的过程。

$$C_6H_{12}O_6(糖) \longrightarrow 2C_2H_5OH(酒精) + 2CO_2(碳酸气)$$

这种观点在生物学家这里产生了质疑，随着显微镜技术的进步，酿酒过程中酵母菌的活性被发现，而在此之前酵母菌被认为是无生命的物质。

1837 年，德国动物学家施旺（Theodor Schwann，1810—1882）发现如将葡萄汁煮沸杀死其中的酵母细胞，这些葡萄汁就能再发酵成酒。据此，施旺认为，酵母是有活性的，发酵过程要在酵母有活性的情况下发生。从此拉开了"活力论"和"化学论"的论战。作为化学家的巴斯德研究发酵20 年，却站在了生物学家的一边，用大量研究证明了发酵过程的生物学特征并著书立说，从此建立了微生物学，活力论占了优势。直到 1897 年德国化学家毕希纳（Eduard Buchner，1860—1917）偶然发现破碎的酵母细胞也能使糖发酵产生酒精和二氧化碳，毕希纳由此荣获 1907 年诺贝尔化学奖。近一个世纪的争论最终实现了融合，现代生物化学诞生了。

二、中国传统发酵技术

发酵技术历史悠久，人类从新石器时代就能利用发酵手段制作各种食物和饮品。中国是发酵史最悠久的国家之一，1 500 多年前的北魏时期，我国杰出农学家贾思勰所著的中国古代百科全书《齐民要术》中，对农产品加工和酿造技术就有详细记载。做酱、酿酒、制醋、奶酪工艺代代相传，虽不知其理，却运用娴熟。所以发酵技术在发酵理论明晰之前已经造福人类几千年了。

中国酿酒技术独树一帜，使用酒曲是中国传统酿酒的最大特点，酒曲就是用培养好的霉菌产生的各种糖化酶（主要是淀粉酶）使粮食中的淀粉糖化，然后酵母菌利用糖化的培养基发酵产生酒精。完全不知道微生物作用的古代先民们就已经熟悉各种制曲的方法，《齐民要术》中列举了十种制曲法，很多方法沿用至今，形成各种独具风味的中国酒。从制曲到酿酒工艺，体现了菌种培养、基灭菌培养、接种、发酵培养等各种微生物技术手段的实际运用过程。

表7-1 《齐民要术》中三斛麦曲的制曲过程及原理

	制 曲	原 理
原料	小麦	培养基：富含淀粉等营养物质，疏松透气
比例	生麦熟麦各一斛	生麦中含有天然菌种
季节	7月上寅日	温度高有利于菌种繁殖
形状	饼状	表面有利于曲霉繁殖，里面有利于根霉、酵母、乳酸菌等繁殖

制曲成功后，取一定的曲料比混合，加入净水，在温度较低的春秋两季进行酿酒，黄酒都是在冬季进行酿造，《齐民要术》中记载了酿酒时对水的要求："其春酒及余月，皆须煮水为五沸汤，待冷，浸曲。"说明先民在酿酒生产实践中已意识到春水中有害微生物会引起酒酸败，所以对水进行煮沸处理，创造了常压灭菌法。

真正的微生物技术是在微生物被发现后，并且在19世纪微生物被证实为发酵过程产生的原因之后才出现。

三、微生物的观察技术

每一次科学技术革命都会颠覆性地改变人类的社会生活，同时带来一大批科学新发现。荷兰的詹森父子于1590年发明了第一台显微镜后，1665年英国的罗伯特·胡克对原始的显微镜进行改进，第一次观察到植物细胞；同时期的荷兰人列文虎克是微生物学的始祖，他把观察到的现象通过绘图记录等形式保存下来，他首次观察到人的精子，准确地描述了红细胞，证明毛细血管是真实存在的，并观察到血液循环。没有显微镜的发明和后来的逐步完善，微观世界就无法呈现。1854年夏天，意大利弗洛伦萨再次爆发霍乱，弗洛伦萨大学解剖学教授菲利波·帕西尼（Filippo Pacini）用他精湛的显微镜技术和解剖技术发现了患者消化道内数目庞大的弯曲像逗号的一样的菌，取名叫做弧菌（vibrions）；1857年巴斯德用显微镜发现葡萄酒中不同于酵母菌的乳酸菌使酒变酸，进而提出"细菌致病论"，显微镜成了研究传染病的必备工具，没有它，后面的各种传染病病原体也无法显出真面目。1931年，卢斯卡和诺尔根据磁场可以汇聚电子束这一原理发明了世界上第一台电子显微镜，1982年，宾尼格和罗勒发明了扫描隧道显微镜，他们与卢斯卡同获1986年诺贝尔物理学奖。电子显微镜的发明对于人类继续认识微观世界做出了巨大贡献，使得细胞内精细的结构得以呈现，使得病毒出现在人类视野中。科学史上的这些专门的观察、测量、检验工具就像科学家的双手和双眼，延伸了人类有限的感知能力，拓展了人类认知空间。工具的发明促进了科学和技术的进步，又反过来依赖科学理论和技术的先行成果不断发展。

四、从微生物培养和分离技术到发酵工程

微生物学建立之后，科赫及其小组的科学家们发明的培养皿、培养基、无菌操作技术、细菌培养技术、分离纯化技术使得微生物得以在实验室条件下进行分离纯化、培养鉴定，建立"科赫原则"，使得微生物学科实现从理论到技术、再到产业化的可能。

微生物学由发酵过程研究产生，必将成为促进发酵产业的科学。弗莱明发现青霉素之后，很长时间无法实现大规模生产，在弗洛里和钱恩的努力下终于从三个环节上进行了大幅改善，即高产菌株、合适培养基、合适的发酵条件，在1942年，这三个方面都取得了实际成果。

为提高青霉素产量，首先要找到高产青霉素的菌种。这是一项利用微生物学菌种选育技术完成的工作，大量的筛选后发现一家杂货店里的南瓜上的青霉菌比其他菌高产数百倍。那么用什么培养基更好呢？最后发现玉米培养基中添加乳糖效果甚佳。青霉菌适合好氧环境，于是在大型发酵瓶

中增设螺旋桨一样的搅拌装置，使培养液动起来，含氧量大大提升。解决了菌种、培养基、培养工艺问题，青霉素得以大量生产，在 1943 年初的产量仅够十几个病人使用，到了 1945 年二战结束时，已经能满足 700 万病人的需要。

发酵工程是微生物培养技术和工程学相结合的以生物产品为导向的应用科学。现代发酵工程与传统的酿造技术已经不可同日而语，随着基因工程的快速发展，发酵工程发生了翻天覆地的变化，最关键的生产者菌种不再单纯依赖自然选育，转基因技术使得发酵工程的菌种来源更加丰富，目的基因可以在不同物种间实现转移，微生物代谢产物可以跨越物种壁垒，通过转基因技术构建的工程菌大规模生产抗体、疫苗、抗生素和蛋白类药物等，在医药健康领域贡献巨大，培养的对象甚至扩展到微生物以外的动植物细胞。现代发酵工程产品在国民生产总值中占比越来越大，小小的微生物为整个世界做着巨大贡献。

第 2 节　微生物研究方法

一、观察法和描述法

在生命科学研究方法建立之前，对自然生命现象和规律进行研究的方法主要是观察法，即对感知到的客观存在进行具体形象的描述记录。古代瘟疫的记载基本都是基于观察法和描述法。比如记录最早最详细的雅典瘟疫是在公元前 431 年发生的伯罗奔尼撒战争期间，修昔底德亲眼目睹了战争和瘟疫的过程，并详细记载描述了雅典瘟疫的情节，使得后人能够通过他客观形象的描述了解当时的瘟疫状况。显微镜发明之后，科学家们描述的对象拓展到了肉眼看不见的微生物世界，就是通过观察描述法记录观察对象的特征，通过比较、归纳总结观察对象的共性，得出"细胞学说"的最重要内容：生物都是由细胞组成的。巴斯德通过观察法和比较法了解到变酸的葡萄酒和正常的葡萄酒中微生物形态的差别。

观察法和描述法得到的研究结果往往有限，有时候会被一些表象所迷惑而得出错误结论。"自然发生学说"就是在单纯运用观察法得到的结果基础上加以分析推理得出来的错误理论。所以观察需要从不同角度、不同层次，影响因素的添加和去除之后进行，自然观察法受多重因素影响，往往不准确，实验室条件下，在科学设计实验的基础上进行观察就可以避免无关变量的干扰，使得实验结果可重复性强，可信度高。

二、实验研究法

伽利略被认为是实验法的创始人，他在实验室运用自己设计的斜面装置研究力和物体运动的关系成为自然科学实验的典范。微生物学实验的鼻祖是巴斯德，他发明了肉汤培养基和培养微生物的装置曲颈瓶，用来培养空气中的微生物，发明了煮沸杀死微生物的常压灭菌法，即沿用至今的"巴氏消毒法"，他巧妙设计实验来公开反驳"自然发生学说"获得成功。

表 7-2 巴斯德的曲颈瓶实验设计

设计要素	实验参数	实验现象
对照组	曲颈瓶中加热煮沸的肉汤，培养基静止放置数日	肉汤澄清没有微生物
实验组	在不同地点，曲颈瓶中加热煮沸的肉汤在打碎颈部后放置数日	肉汤浑浊含有微生物

表7-3　巴斯德的曲颈瓶遵循的原则

变量	原则
设计原则	对照性原则、单因素原则、重复性原则
自变量	煮沸的肉汤是否与空气相接触
因变量	煮沸的肉汤产生了微生物

巴斯德的实验设计科学严密，实验结果自然真实可信。

微生物实验方法的另一位创始人是科赫。他在研究动物炭疽病时，开创了追踪病原微生物的传染链法。

（1）观察：每个患病动物的血液是不是都含有杆状细菌

（2）接种：把患病动物的血液接种给小白鼠，是不是引起同样的疾病

（3）验证：接种过血液的小白鼠体内是否有同样的杆状细菌

（4）培养：把杆状细菌在体外培养

（5）接种：把培养的杆状细菌再接种给健康动物可以引起同样的疾病

当时只有33岁的年轻医生科赫做到了人类历史上第一次系统地用科学方法证明某种特定的微生物是某种特定传染病的病原体，其实验原则后来完善为"科赫原则"，一直沿用至今，成为传染病病原体证实的黄金标准。

【参考文献】

［1］傅金泉. 中国古代科学家对酿酒发酵化学的重大贡献［J］. 酿酒，2012，39（5）：87-91.

［2］张嗣良. 发酵工程技术发展现状与趋势［J］. 生物产业技术，2011（1）：26-32.

［3］张殷全. 酵素学说：机械论与活力论之争［J］. 化学通报，2007（9）：718-724.

［4］林冬. 青霉素——从发现到发明［J］. 中国工程师，1997（4）：16-18.

下 篇

培育创新素养

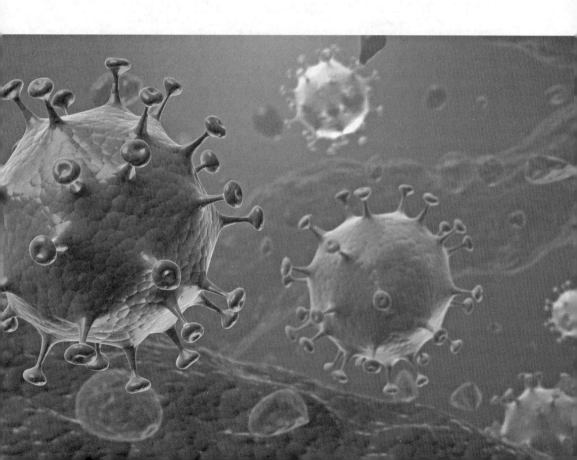

　　科学大师们如擎天柱和发动机，支撑并推动着历史的车轮前进，他们能有辉煌的成就，不是凭借一时运气，而是从思维方式到行为方式都具有开创性，不拘泥于某种模式或套路，开放和求异的科学素养奠定了成功的基础。

　　每个人的创造力都是与生俱来的，个人擅长的领域千差万别：有人擅长动手，有人擅长表达，有人擅长音乐或美术，我们称这些"天赋异禀"为素质。"素"在古代指未染色的丝，现代汉语词典中引申为本来、本质，"素质"就是先天的品质，"素养"则是指在先天品质基础上的后天养成。素养需要"育"，正如余文森老师所说："教像'工业'，育像'农业'，教出来的多半是外在的知识和技能，育出来的才是内在的能力和品格。"

　　"不积跬步无以至千里，不积小流无以成江海"。创新素养的养成需要日积月累，需要从小做起。人的成长离不开家庭、学校和社会这三个"场"，其中"学校场"是青少年阶段的关键场，具有巨大潜力，学生和老师是这个场中的两个关键组成，身份不同，任务不同，目标指向却相同——学生的成长。青少年本身是成长的主体，教师和同伴都是环境因素。只有学生有主动成长的愿望，有强大的内驱力，有理想有抱负，有想法有行动，再借助学校教育的推力才能成就自己的理想，同时为社会做出贡献。青少年是自己的主人，如何才能成为有理想有作为的"别人家的孩子"呢？首先家庭影响很重要，其次，学校教育同等重要，甚至更重要，毕竟从幼儿园开始在学校的学习时间超过在家时间。理想就是在多学科多群体构成的多因素环境中激发出来，榜样的力量，事件的触动，老师的鼓励，同伴的影响等都是理想的源泉。

　　课堂是师生双边活动的舞台，学生如何在课堂上成为收益最大的个体呢？首先要了解课堂。课堂上，教师和学生形成作用力和反作用力，互为因果，互相点燃，当双方都达到智慧的着火点时，课堂就成为思维爆炸、思想迸发的反应堆，课堂上的每个孩子都应该为这个反应堆贡献能量，众人拾柴火焰高，老师的教育潜能也被学生的能量所激发，会以更高的热情回应，所谓的教学相长就是这个道理。

新时代背景下的校园正在悄然发生着一场变革，新教材新课程要求我们的教师迅速转变教育观和人才观。以核心素养为导向的课堂必将注重素养的养成，放慢知识进度，把更多的时间留给学生，实现能力和品格的养成。作为学生要熟悉课堂的变革方向，明白自己不再是被老师牵着鼻子走的迷途羔羊，要用自己的头脑思考，要敢于表达自己的观点。科学本身具有多面性，不是非黑即白、泾渭分明，科学研究成果也不一定符合预期，学生要学会全面辩证地评估，学会从不同角度认识问题、分析原因，真正用心参与思维和研究过程，而不是等待老师公布答案，记笔记然后背诵，只有这样才能有效提升自己的科学素养。我们不要因为担心犯错而回避表达，科学问题确实有很多灰色地带，老师不一定都掌握正确的结论，科学探究过程中老师是学生的指导者、同路人，他们在学生身边适时提醒和修正，不时鞭策和鼓励，使学生在不断得到认可的过程中建立起信心，才能让学生在遇到挫折和失败时不轻言放弃。而很多发现可能就在冲关后的一臂距离处，可能就在常规半径稍作延伸的圆周内，学生稍加坚持，突破一些边界，不时地在科学研究的海洋边上走一走，总会捡到几个有价值的贝壳。

我作为教师，从教师的视角展示给大家培育创新素养的课堂大概是怎样设计的，怎么实施的，科学史课堂上师生是如何进行模拟研究和思维互动的；实验探究课上，教师如何避免规定动作，增加学生的参与度，如何从验证实验上升为探究实验；最后本篇将展示学生的课题研究案例，让学生走到老师讲台的幕后，了解老师的教育初衷和潜台词，才能调整做学生的姿态，努力让自己成为点燃课堂的那根火柴，而不是牵线木偶。

第8章 创新课堂：从科学史到实验室

正如前面传染病研究历史中展示的那样，科学家的研究工作非常具有代表性和启发性，教材中每一个科学陈述、科学概念和原理都是基于大量的科学史实归纳总结出来的，但是学生没有亲历科学研究过程，如果仅仅从概念到概念，从理论到理论的机械学习，很容易产生怀疑。"耳听为虚，眼见为实"，举一个简单的例子，教材中介绍酵母菌是真核细胞，有成型的细胞核，学生没见过酵母菌，仅凭这句话来想象，脑海中会出现"真的是这样吗？"的一个大问号，如果亲自观察一下酵母菌，真正看到细胞核，学生就会坚信无疑并铭记终生。所以课堂上要还原科学研究过程，尽可能做实验来验证。但很多研究限于实验条件或时间，不能在有限的课堂中再现，即使这样，老师们简单地告知结论也是不可取的，可以模拟科学家的研究，经历"提出问题—做出假设—设计实验—实施实验—展示结果—分析结果—得出结论"这一过程，并长期坚持，学生们的科学素养才能慢慢得到提升。下面介绍两篇教师的教学设计和课堂实录，帮助同学们了解老师的工作。

第1节 基于科学史料的课堂

【案例1】"非细胞生物——病毒"教学设计

1 教材和学情分析

本节课是上海科学技术出版社出版的 2007 年版《生命科学》第一册

第三章第 3 节的内容。第三章"生命的结构基础"和第四章"生命的物质变化和能量转换"是形成"细胞是生物体结构与功能的基本单位"大概念的内容载体。在学习了前面两节细胞结构的基础上继续学习特殊的生物类型，非细胞生物——病毒的结构和特点。

学生在初中已经对病毒及人类的常见病毒病有了一些了解，2020 年春季开始全球暴发新冠病毒肺炎传染病，使得学生在短期内通过媒体和网络等多种渠道加强加深了对病毒的认识，更激发了他们对病毒的好奇心。正如孔子所说："知之者不如好之者，好之者不如乐之者。"在这样特殊的背景下，他们渴望了解病毒的历史、现状和未来，所以充分利用本节课，和学生一起探索病毒发现历史，给学生充分的空间去释放他们的探究欲望，自然而然地在探究中实践理性思维，构建生命观念，感受科学家们的科学研究成果对人类健康的重要性，从而提升社会责任感。

从 1918 年的西班牙大流感到 2020 年新冠肺炎全球暴发，病毒给人类带来的伤害触目惊心，以此为切入点引入新课，点燃了学习的激情后启发同学思考如何发现并证明病原微生物是什么，从实验设计到结果分析，层层递进，环环相扣，体验科学研究的严谨性和科学思维的缜密，最后得以见到庐山真面目。再回首流感病毒结构，总结病毒特征，进一步思考如何应对病毒性传染病。教学路径如下：西班牙大流感——烟草花叶病——传染性的证实——病原体追踪——病原体真面目——病毒特征小结——病毒病案例（乙肝、艾滋病和新冠肺炎病毒）。

2　教学目标

基于课程标准中培养学生核心素养的理念，在科学探究中落实理性思维以及社会责任的培养，制定如下教学目标：

（1）通过探究病毒发现过程学习科学探究，养成科学思维方法。

（2）通过归纳总结病毒特征和生活方式深入理解细胞是生命活动基本

单位。

（3）增强传染病的防范意识，了解应对措施，关爱他人，关注健康。

3 教学过程

3.1 情境引入

2020 年初至今新冠肺炎传染病在全球暴发，美国约翰斯·霍普金斯大学发布的最新统计数据显示，截至北京时间 9 月 29 日 8 时 23 分，全球新冠肺炎死亡病例超过了 100 万，累计确诊病例达 3 324 万例。

我们再回顾历史，1918 年暴发于第一次世界大战期间的大流感，起源于美国堪萨斯州的一个军营，传到西班牙，导致西班牙约 80 万人感染。西班牙于 5 月首次报道，于是被命名为"西班牙流感"，后造成世界大流行，死亡人数约 5 000 万～1 亿。

西班牙流感流行了约 18 个月之后消失了，其病原体始终没能被发现，因为当时病毒这种生物还没有被发现和命名。那么病毒是如何被发现的呢？

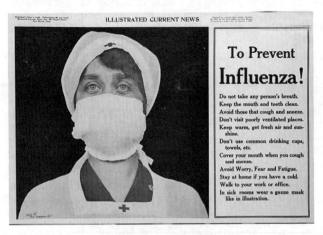

图 8-1　西班牙流感时期的报纸宣传
（图片来源：国家卫健委保健时报网站）

表 8-1　西班牙流感数据统计

国家或地区	美国	英国和威尔士	萨摩亚	爱斯基摩的诺米（Nome）	印度	全世界
死亡率	0.5%		25%	59%		
死亡人数	50 万	20 万			500 万	1 500 万～2 500 万

表 8-2　五大洲死亡人数和死亡率比较

大洲	非洲	美洲	亚洲	欧洲	大洋洲	全球
死亡总数	237.5 万	154 万	2 600 万～3 600 万	230.064 6 万	8.5 万	5 000 万～1 亿
死亡率（%）	18.2			4.8		2.5～5

（设计意图：西班牙流感是众所周知的流行范围广、死亡人数多的传染病，其病原体属于病毒，然而病原体的证实却非常困难，以此严重危害人类健康的病毒性传染病引入新课，学生能感知到生命科学与人类健康甚至人类社会发展的密切相关性，主题鲜明，引人入胜）

3.2　病毒发现过程

（1）麦尔（Adolf Eduard Mayer）的研究

教师介绍人类受病毒折磨已经有 3 千多年，但发现病毒到现在却只有百余年时间。第一种病毒的发现要从烟草说起，烟草容易得一种病，叶子皱缩，出现斑纹，大量减产。

资料：1879 年在荷兰工作的德国科学家麦尔（Adolf Eduard Mayer，1843—1942）开始研究其病因，并将其命名为"烟草花叶病"（Tobacco Mosaic Disease）。

问题 1：烟草为什么得了这种病呢？推测一下病因。

同学们会列举土壤、气候等因素。

问题2：麦尔观察到相邻两块农田里的烟草经常一边得病，另一边正常，说明什么呢？

同学们会很容易想到，相邻地块土壤和气候都是没有差异的，不会是病原。

（设计意图：设置开放性问题，启发学生思考影响植物生长发育的内外因，进行合理假设，养成科学思维习惯）

受当时德国细菌学家科赫（Robert Koch，1843—1910）对动物传染病研究的影响，麦尔假设烟草花叶病是传染病。

问题3：如何证明是不是传染病呢？请同学设计实验。

（设计意图：在科学假设的基础上进行实验设计，培养科学探究能力，并请学生代表交流分享）

1886年麦尔的研究结果：他将患有花叶病的烟草叶子捣碎，将从中提取的汁液用玻璃毛细管注入多株健康烟草的叶脉中。大约10天后新长出来的嫩叶几乎都出现了花叶病症。

问题4：麦尔的实验结果得出什么结论呢？

学生推理得出传染病的结论，然后推测病原体是细菌或真菌。启发学生如何证明病原体是什么。

（2）伊凡诺夫斯基（D. Ivanovsky）的研究

资料：1892年俄国科学家伊凡诺夫斯基继续研究这种病。他把病烟草叶子汁液加入到细菌滤器中进行过滤，然后检测滤液是否有感染性。

问题5：伊万诺夫斯基的研究结果说明什么？

根据现象总结出是比细菌还要小的东西。

（3）贝杰林克（M. Beijerinck）的研究

资料：1897年荷兰科学家贝杰林克重复了伊万诺夫斯基的实验，再次

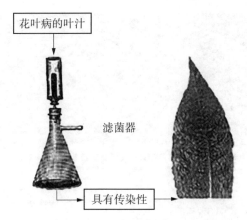

图8-2　尚柏朗氏过滤器和伊万诺夫斯基
的研究结果

证明滤液具有传染性，并进一步进行实验探索，对滤液进行高倍稀释，发现大剂量稀释后的滤液和未经稀释的滤液对健康烟草产生感染的程度几乎没有差别，受稀释滤液感染的烟草叶子的汁液仍然具有很强的感染性，这说明什么呢？

问题6：病原是生物还是无生命的化学物质呢？

引发思考：如果是生物，就可以增殖，如果不是生物则不能增殖。如果感染是由无生命的物质扩散引起的，稀释液的感染性应该降低，然后总结出病原体应该是生物。

问题7：贝杰林克把滤液保存三个月之后，其传染能力并没有出现任何变化，说明什么？

说明病原体不能在滤液中增殖，只能在活的植物体内增殖。

（设计意图：通过文献资料阅读，领悟科学研究过程，提取信息并综合分析实验现象，总结归纳进行科学推理，从而得出科学结论。通过实验对病原体是"活的"还是"死的"进行判断，感悟生物基本特征——可以繁殖）

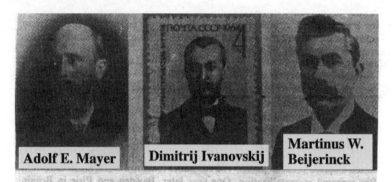

图 8 - 3　发现烟草花叶病病原体的三位科学家

（4）斯坦利（W. M. Stanley）等人的研究

资料：1935 年，美国化学家斯坦利用化学方法提纯出烟草花叶病毒并检测其成分为蛋白质。

问题 8：如果是纯的蛋白质能增殖吗？讨论回答。

资料：1936 年，英国的鲍顿（F. C. Bawden）和剑桥大学的皮里（N. W. Pirie）合作对提取出的烟草花叶病毒结晶进行检测后发现含氮量为 16.7%，含磷量为 0.5%，含糖量为 2.5%。他们深入研究后指出：烟草花叶病毒大约是由 95% 的蛋白质和 5% 的核糖核酸（RNA）组成的核酸蛋白质复合体。

（设计意图：通过文献资料的阅读，了解病毒的化学成分有关研究过程）

由 RNA 和蛋白质组成的病毒是如何实现增殖的呢？这个过程直到 1956 年才被德国科学家吉尔（A. Gierer）和施拉姆（G. Schramm）发现。

（设计意图：为后面的遗产物质证实研究埋下伏笔，揭示科学研究工

作的持续性和继承性，感悟合作研究的重要性）

（5）考舍（G. A. Kansche）在电镜下直接观察到了TMV

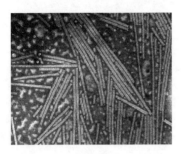

问题9：病毒的成分研究清楚了，它长什么样子呢？怎么才能看到呢？

直到1939年德国生物化学家阿道夫·考舍等人确认，指出TMV是一种直径为1.5 nm，长为300 nm的长杆状的颗粒。

图8-4　烟草花叶病毒电镜照片

（设计意图：为后面的遗传物质证实研究埋下伏笔，感悟科学技术是推动科学发展的利器，体会学科之间的密切关联，揭示科学研究工作的持续性和继承性，感悟合作研究的重要性）

（6）病毒发现历程小结

幻灯片展示科学家的系列研究成果

表8-3　烟草花叶病病毒发现历程

论文发表时间	科学发现	科学家
1886年	烟草花叶病有传染性	麦尔（荷兰）
1892年	烟草花叶病滤过性病原体	伊万诺夫斯基（俄国）
1898年	烟草花叶病病原体可以在体外存活，在生物体内增殖，称为virus（病毒）	贝杰林克（荷兰）
1935年	获得病毒结晶，鉴定出成分为蛋白质	斯坦利（美国）
1936年	发现烟草花叶病毒由RNA和蛋白质组成	鲍顿和皮里（英国）
1939年	电子显微镜观察到烟草花叶病毒	考舍（德国）

（设计意图：感悟科学家有国籍，但科学无国界，研究成果及时发表，接受同领域科学家的验证推敲，在纠错中进步，科学理论逐渐被完善）

（7）总结病毒的特征

播放噬菌体侵染细菌的动画视频，然后结合前面科学家的研究成果，由学生总结病毒的特征。

- 病毒个体微小（nm）
- 由蛋白质和核酸组成
- 蛋白质形成衣壳，核酸在内部，无细胞结构
- 活细胞内专性寄生

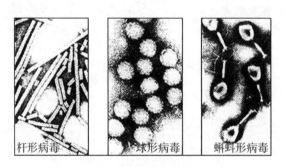

图 8-5　病毒的形态

（设计意图：通过动画直观了解病毒细胞内专性寄生的生活方式，病毒侵染宿主细胞的过程。学习提炼归纳总结，科学表述，感悟简短的科学结论的背后众多科学家的长期研究贡献）

3.3　人类病毒性传染病

请同学列举人类病毒性传染病的病例，如流感、乙肝、艾滋病等。

1933 年由英国人威尔逊·史密斯（Wilson Smith）发现流感病毒，著名的西班牙流感病毒长成什么样子呢？展示流感病毒图片，归纳流感病毒遗传物质是 RNA。

问题 10：流感尤其是甲型流感传染性和致病性强，如何预防呢？最好的方法是什么？

　　引导学生回答疫苗对于预防传染病的重要性，通过提问注射一次会不会终身免疫，引导学生思考流感疫苗的遗传物质是单链 RNA 容易变异。

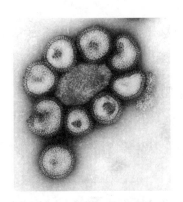
图 8-6　流感病毒电镜照片

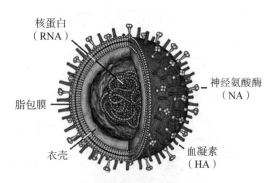
流感病毒模式图

（设计意图：呼应引言中提到的病例，体会病原体的发现需要很长时间，了解流感病毒容易变异的原因）

　　由流感传染病推广到另外两种危害更大的病毒性传染病，更加深刻地感受病毒的多样性。利用 2014 年国家统计局数据引入最具危害性的两种传染病：乙肝和艾滋病。

　　展示乙肝病毒和艾滋病病毒的结构模式图。

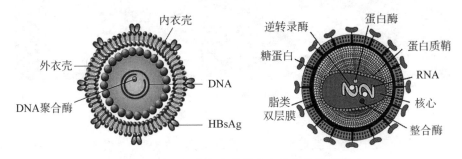
图 8-7　乙肝病毒和艾滋病病毒结构模式图

问题 11：根据遗传物质对病毒进行分类，讨论回答两种传染病的传播方式，思考如何预防乙肝。

播放艾滋病病毒侵染 T 细胞的动画。

问题 12：艾滋病侵染 T 细胞的关键突破口是什么？怎么才能防止它的入侵？

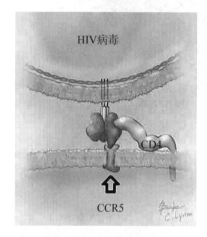

图 8-8 HIV 入侵 T 细胞示意图

观察动画后，学生很容易认识到 HIV 表面蛋白与 T 细胞表面的 CCR5 受体结合是入侵突破口，如果我们细胞表面没有这个受体就不能入侵成功。

然后介绍媒体报道：2013 年 9 月，中科院药物所吴蓓丽团队成功解析 HIV 受体 CCR5 三维结构。

2014 年 7 月 21 日，美国坦普尔大学研究人员首次成功地把 HIV 从培养的人类细胞中彻底清除。

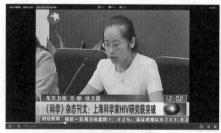
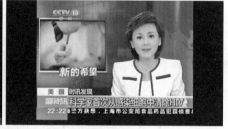

图 8-9 媒体报道 HIV 研究进展

（设计意图：介绍目前危害人类健康最严重的病毒性传染病艾滋病的严酷现实，普及两种传染病的传播方式，开展健康教育和生命教育。介绍最新研究进展，感悟科学研究成果造福人类，提升社会责任感和使命感）

资料：1958年5月26日深夜，一辆救护车驶进了广慈医院（今上海瑞金医院），送来的是被1300℃钢水烫伤的上钢三厂司炉长、共产党员邱财康，邱财康全身89.3%面积的皮肤被灼伤，深度灼伤面积达23%，生命危在旦夕。上海第二医学院（上海交通大学医学院前身）和广慈医院迅速组织抢救小组。严重烧伤后的病人要经历三个生死关：休克关、感染关、植皮关。在医护人员全力抢救使邱财康顺利渡过了休克关后，另一个挑战紧随而来，邱财康出现了绿脓杆菌感染及其所致败血症，病情急剧恶化，药物难以控制。医院请来医学院微生物教研室主任、细菌学专家余𣿰教授会诊。余𣿰教授提出大胆的设想——用噬菌体杀死绿脓杆菌。余𣿰教授把医学院学生组织起来，从郊区野外污水中采样。然后，把采集的大量样品集中到医学院实验室，几天工夫噬菌体液制成，医护人员用噬菌体来清洗病人伤口，病人的感染情况渐渐地得到控制，病人最终痊愈出院，这个故事后来成为微生物学界的一段佳话，也是以劳模邱财康为蓝本的电影《春满人间》中的情节。

这段感人的利用病毒治病救人的佳话告诉我们什么道理呢？

同学们感悟到病毒不都是对人有害的，再次感悟病毒是细胞内专性寄生的生物。

（设计意图：这个病例展示出任何灵丹妙药如抗生素都有其局限性，病毒也不都是对人类有害的，关键是我们是否了解它们，感受科学研究的重大意义）

【参考文献】

［1］李秉忠. 关于1918—1919年大流感的几个问题［J］. 史学月刊，2010（6）：84 - 91.

［2］周程. 病毒是什么？——人类发现首个病毒的过程考察［J］. 工程

研究-跨学科视野中的工程，2020，12（1）：92-112.

［3］安瑞. 噬菌体治疗的前世、今生与未来——对话微生物学界噬菌体专家［J］. 科学通报，2017，62（23）：2577-2580.

［4］余文森. 核心素养导向的课堂教学［M］. 上海：上海教育出版社，2017：5.

【教学后记】

再现科学发现过程，追随科学技术前沿

1　精准锁定学习目标

目标是一节课的灵魂，要确定精准、可落地的学习目标。教师在预设教学目标和教学思路时首先要对课标要求、教学对象的学习背景和现状、教材内容体系和地位进行综合考量，弄清学生的认知起点何在，探究突破点在哪里，课堂立意在哪里，探究逻辑链如何搭建。"病毒"教材内容包括：病毒的形态结构和病毒与人类的关系。教材介绍性地罗列了知识点，科普性地介绍病毒及其与人类的关系。笔者教学设计采用大幅增加病毒发现史的科学研究实验，以时间和研究进度双线条推进教学过程，把简单介绍知识转化为互动探究式学习方式。

① 探究突破点：以1918年世界大流行的"西班牙流感"和新冠肺炎为切入点，以烟草花叶病的传染性为突破点，逐步完成病原微生物病毒的发现探究，并逐步揭示病毒的基本特征。

② 课堂立意点：新冠肺炎病毒是现代人类所熟悉的病原微生物，但是对于病毒的很多特征并不熟悉，通过一系列的研究，如剥茧抽丝般一点点发现，体会科学探究的严谨，认识生命的不同形式，有助于完善生命观念，培养社会责任感。

基于上述分析，设计思路确定如下：从 1918 年的西班牙大流感到新冠肺炎疫情，病毒给人类带来的伤害触目惊心，以此为切入点引入新课，激发同学们对病原体的探索热情，点燃深度学习的内动力，启发同学们思考如何发现并证明病原微生物是什么，从实验设计到结果分析，层层递进，环环相扣，体验科学研究的严谨性和科学思维的缜密性，最后得以见到庐山真面目。再回顾流感病毒结构，总结病毒特征，进一步了解给人类造成重大威胁的艾滋病，介绍艾滋病病毒的致病方式，探究预防艾滋病的可能途径。在一节聚焦病毒专题探究的课上，学生会有意犹未尽之感。

确定如下三点深度学习目标：①通过探究病毒的问题链学习科学探究，领悟科学研究方法，学会理性思维，提高研究能力；②在探究中总结病毒特征和生活方式，构建生命观念；③增强传染病的防范意识，了解应对措施，提升社会责任感。

2　播种热爱科学研究的种子

近年来，多种恶性、病毒性传染病不时发生，从 2003 年的 SARS 到 2015 年的 MERS，无一不给人类健康带来重大威胁。学生通过初中病毒知识的学习以及媒体的介绍，对于病毒的很多常识都比较熟悉，但是对于病毒有别于细胞生物的特殊性，以及病毒引起的疾病的严重性的原因知之不多，因此充满好奇心，进而拥有很强的探究欲望。抓住这个最佳时机，利用好科学家的研究事例，才能收到好的教育效果。

从同学们的课堂表现来看，他们虽然没有亲自动手实验，但在和老师共同回顾科学家"发现问题——设计实验——分析结果——得出结论——发现新问题"的研究历程中，能够全神贯注，倾情投入，认真思考，积极回答问题，在思维的碰撞中得出正确的答案，仿佛身临其境一样。课堂效果充分展示了孩子们对科学探究的浓厚兴趣。

3 见证科学理论从实践中来，到实践中去

本节课的重点是病毒的基本结构与生活方式以及病毒与人类的关系。病毒结构极其简单，如果单纯通过静态的图片来介绍难免枯燥乏味，学生甚至会对此产生怀疑。因此我采用科学研究再现的方式，逐步引导学生把病毒的化学组成、结构特点、生活方式从科学研究的现象中总结出来，使同学们深深体会到生物体结构与功能的统一性，体会理论要不断通过实践来检验其正确性，了解病毒才能攻克病毒和利用病毒，理论要回到实践中去指导实践才能发挥应有的作用。

4 感悟科学研究成果对人类健康的重大影响

同学们都知道乙肝和艾滋病危害人类健康，但对其严重程度并不清楚，所以我利用 2014 年国家统计局数据使同学们充分认识到乙肝和艾滋病的现状，通过介绍乙肝疫苗接种的重大作用使同学们消除对乙肝的恐惧心理，同时认识到计划免疫对预防传染病的重要性，然而艾滋病疫苗至今未能成功问世，这激发了同学们的一种紧迫感和责任感。介绍攻克艾滋病的最新研究成果，其中包括中国科学家的成就，又通过噬菌体救治严重烧伤病人的案例，使同学们感悟科学研究成果对人类健康的重大影响。

5 教学过程注重引发思想共鸣

整节课采用典型事件或数据冲击法引发思想震动。课堂上的具体理论知识因为比较抽象，所以往往给学生的印象不深，可能一节课后很快就遗忘了，但一些具体的人物、事件、出乎意料的数据会带来钦佩、惊讶、兴奋、认同或反感等情感波动从而留下深刻的印象。本节课从引言开始，连续使用西班牙流感、科学家、最新国家统计数据、最新艾滋病研究成果等典型事件和数据，使学生经历了"病毒很可怕——科学家很伟大——科学研究很重要——科学研究无止境"等一系列情感共鸣，从而彰显科学家和科学研究的价值，在一定程度上起到了很好的思想引领作用。

6 在逻辑链中走向深度学习

在搜集文献中追寻研究真相，构建问题串形成逻辑链，让学生在问题探究、合作互动中开展深度学习。笔者查阅文献、挖掘科学史素材，设计问题串如下：①烟草花叶病是什么类型病？引出麦尔确定其为传染病的研究；②病原体多大？伊万诺夫斯基的病原体能够通过细菌滤器；③活的还是死的？贝杰林克的研究：病原体能在活体内增值；④什么成分组成？斯坦利等人的研究：病毒化学成分为蛋白质。鲍顿和皮里对成分进一步研究：蛋白质和 RNA 组成；⑤能否看到病毒的样子？考舍直接观察到 TMV。通过溯源病毒的发现，在问题串中形成了学生认知的逻辑链条，在环环相扣的链条中让问题引领学生，在互动中合作，重新经历科学研究之路，逐步走向深度学习。

科学家的研究工作非常具有代表性和启发性，教材中每一个科学陈述、科学概念和原理都是基于大量的科学史实归纳总结出来的，为了便于学生理解和接受，需要把典型的实验或研究从设计到结果都呈现出来，也可以和学生一起设计实验来验证这些科学结论。"耳听为虚，眼见为实"，如果仅仅从概念到概念，从理论到理论的讲述，学生很容易产生怀疑，所以还原科学研究过程，尽可能通过做实验来验证，但很多研究限于实验条件或时间的限制，不能在有限的课堂教学中再现，即使这样，简单地告知结论也是不可取的，所以模拟科学家的研究，经历"提出问题——做出假设——设计实验——实施实验——展示结果——分析结果——得出结论"这一过程，能使学生的科学素养得到提升。

附："非细胞生物——病毒"课堂实录

师：我们看一组 1918 年拍摄的照片，人们都戴着口罩出行。大家知道 1918 年发生了什么事吗？当时正值第一次世界大战，第一次世界大战是在 1918 年接近尾声，而就在战争即将结束的这一年，另外一个影响人们生活的重大事情发生了，暴发了一场瘟疫，大家知道是什么病吗？

生全体：西班牙流感。

师：是的。平常的感冒并不可怕，但西班牙流感却给人们带来了严重的影响。西班牙流感并不是从西班牙始发，而是源于美国，那么为什么叫这个名字？因为那次流感对西班牙的影响特别大，也是西班牙首次报道的。它是从美国堪纳州的一个军营中发出，对美国的影响也是相当巨大的，有一组数据大家可以看到，仅 10 月一个月就有 20 万美国人死亡，在这一年美国人的平均寿命减少了 12 年。这场瘟疫流传到全世界，最初统计大约有 20% 的人感染病毒，死亡人数很难准确统计出来，初步估计大约是 2 000 万到 4 000 万，但是 2012 年《新华网》的一个数据更加惊人，估计是 1 亿人。那么这场瘟疫是什么原因造成的？也就是它的病原是什么？

生全体：流感病毒。

师：是的，病毒这种怪物对人类的影响是非常久远的，比如脊髓灰质炎和天花在 3 000 多年前就有记载，但是我们对病毒的认识仅有近百年的时间。人类并不是从我们自身的病毒开始认识它的，而是从一种植物病毒开始，这种植物叫做烟草。烟草经常得一种病，叫做烟草花叶病，叶子上面出现斑纹，像打了马赛克一样，下面我们一起追随科学家的研究历程，了解病毒是怎么发现的。

1886 年一位叫梅尔的科学家开始研究烟草花叶病，他做了一个很简单的实验，他把有病的烟草叶子进行研磨，然后把叶子的汁注射给健康的烟草，健康的烟草会怎样？（幻灯片展示图片）

生全体：生病了。

师：我们由此实验现象可以推测出这是一种什么病？

生 1：是传染病。

师：是的，证明是传染病，它具有传染性，那么传的是什么？当时受巴斯德这位细菌学的鼻祖的影响，他创立的学说叫做"细菌致病论"，框住了科学家梅尔，他也认为烟草花叶病传的是细菌。有病的烟草把细菌传给了健康的烟草，如何证明是细菌呢？

生2：要用显微镜观察。

师：是的，但是他没有观察到任何细菌。还可以怎样看到细菌呢？

生3：可以用培养基培养。

师：非常好，梅尔也是这么做的，但是也没有培养出来细菌。6年之后，1892年，俄国的一位科学家伊万诺夫斯基启用了一种比较高端的仪器，叫做细菌滤器，这种仪器有个特点，它有一个孔径特别小的膜，细菌是无法通过的，所以叫做细菌滤器。伊万诺夫斯基把有病烟草的汁液用它来过滤，然后检测滤液是否有感染性，结果发现仍然具有感染力，这说明什么呢？病原是不是细菌呢？

生4：不是，因为细菌已经过滤掉了。

师：然而当时认为比细菌还小的生物是不存在的，伊万诺夫斯基怀疑这个细菌滤器有问题，或者是因为细菌产生的毒素是致病因子。虽然他没有继续研究，但他是历史上第一个证明烟草花叶病原体能通过细菌滤器的人。说明它的大小和细菌相比怎么样？

生全体：比细菌小。

师：那么问题来了，伊万诺夫斯基的两种推测如何进行验证呢？大家讨论一下，然后请同学代表回答。

生：（讨论）

生5：可以换一个细菌滤器再次做实验，如果滤液还具有感染性就说明不是仪器本身的问题。第一种推测排除。

生6：如果是细菌毒素造成的，可以对滤液进行稀释，当浓度足够低时感染力应该很小或没有了。

师：同学们真是太厉害了。你们的实验设计方案与1897年荷兰的植物学家贝叶林克的想法一致。贝叶林克也是荷兰人，在麦尔的影响下对烟草花叶病进行深入研究。他除了重复伊万诺夫斯基的实验之外，他还利用对照法完成了稀释实验、干燥实验和感染力保持时间实验。贝叶林克用大剂量无菌水稀释上述滤液后进行等体积注射实验发现仍然能使健康烟草染病，染病程度与未稀释的滤液没有区别，他推测感染因子不是无生命的分子，经过稀释后的感染因子进入烟草活体内进行了增殖，才使得本应因稀释降低的感染力得以提升。

师：他还进一步验证感染因子是不是更小的细菌。他用两组不同的液体稀释滤液：用等体积大剂量无菌水和无菌健康叶片研磨液分别稀释滤液后等待一段时间后检验感染力，如果致病因子是细菌，培养一段时间后结果会怎么样？

生7：如果滤液中有细菌，用稀释的健康叶片研磨液组可以培养细菌增殖，无菌水组的细菌不增殖，所以前面一组感染性强。

师：非常正确，然而结果是他发现两组几乎没有区别，说明什么呢？

生8：说明病原体在加入健康叶片研磨液作为营养的条件下没有繁殖。说明不是细菌。

师：有道理，贝叶林克把这种烟草花叶病的病原体叫做"virus"，"病毒"一词诞生了。请同学们总结一下它的特征包括哪些。

生9：包括能通过细菌滤器，能在烟草体内增殖，不能在体外增殖。

师：很好，病毒很小，不能在生物体外增殖。那么组成的化学成分是什么呢？结构怎么样呢？这些问题还有待后续科学家的继续努力。

之后对于烟草花叶病毒（TMV）的研究一直延续着，但进展缓慢，直到1933年，美国生物化学家斯坦利在前人的基础上开始研究烟草花叶病病毒的提取分离，他发现用胃蛋白酶处理提取物后就会失去活性，说明什么？

生10：说明病毒的化学成分是蛋白质，因为蛋白酶有专一性，只能水解蛋白质。

师：非常好，1935年斯坦利分离出病毒结晶，从形式上看，晶体怎么能是生物体呢？怎么证明这种晶体就是病原体呢？

生全体：用晶体的溶液去感染健康的烟草，看看能不能使其发病。

师：非常好，斯坦利就是这样证明的。斯坦利的研究成果于1946年和萨姆纳、诺斯罗普一道被授予诺贝尔化学奖。这是病毒研究领域的第一个诺贝尔奖。不过还是有人怀疑，蛋白质是一种化学物质，怎么会具有传染性呢？这一点一直是生物学家提出的质疑，化学家也怀疑烟草花叶病毒成分的纯度。1936年，英国两位植物病理学家鲍顿和皮里合作对提取的烟草花叶病毒（TMV）结晶进行检测后发现，结晶大约由95%的蛋白质和5%的核糖核酸（RNA）组成才为大家信服。

TMV的化学成分已经得到证明，然而难以在普通显微镜下看到它的真面目。1933年，两位德国科学家成功研制出第一台电子显微镜，1939年考舍等人使用这台电子显微镜成功地观察到了烟草花叶病毒。至此，烟草花叶病毒作为人类观察到的区别于细菌这种病原体形式的微生物出现在人类视野中。

那么认识了第一种病毒之后，很多科学家就致力于进行病毒的研究，越来越多的病毒显出庐山真面目。

（幻灯片展示各种病毒的照片和模式图）

师：我们看一下这个像蝌蚪型的病毒，它是怎么生活和繁殖的呢？现在老师为大家播放一段视频。根据视频中的提示总结出病毒的组成和生活方式。

（播放噬菌体感染细菌的视频）

师：TMV 和大肠杆菌的噬菌体是不同的病毒，从大小、组成、生活方式三个方面总结它们的共同点和区别有哪些呢？

生 11：共同点是都很小，都是由蛋白质和核酸组成。

生 12：都是寄生。

师：区别呢？

生 13：区别是 TMV 由蛋白质和 RNA 组成，噬菌体由蛋白质和 DNA 组成。

师：两种病毒的宿主一样吗？

生 14：不一样，TMV 侵染烟草，噬菌体侵染大肠杆菌。

师：回答得非常好，把 4 位同学的回答总结一下就很全面了。（PPT 展示表格）病毒本身没有细胞结构，它作为生物体的特征是什么？

生全体：它能繁殖后代。

师：怎样才能繁殖，像细菌那样培养繁殖吗？

生 15：要在宿主细胞内繁殖。

师：完全正确。病毒要在特定的宿主细胞内才能繁殖，所以它的生活方式叫做"细胞内专性寄生"。

科学家们发现的病毒越来越多，按照宿主的差异把病毒进行分类：植物病毒、动物病毒、细菌病毒；按照核酸的不同又可以分为 DNA 病毒和 RNA 病毒。很多病毒能感染人体细胞，请同学们列举几种常见的。

生 16：流感病毒、乙肝病毒。

生全体：艾滋病病毒、新冠病毒。

师：流感病毒都是冠状病毒，1918 年的西班牙大流感病毒还没有被科学家证实，流感就消失了，我们看一下最新发现的新型冠状病毒 COVID-19 的模式图（ppt 展示图片）。这个病毒结构比较复杂，它外面有包膜，包膜上面有多种蛋白形成的刺突。流感病毒都是 RNA 病毒，然后再看一下乙肝病毒和艾滋病病毒的模式图。它们也是有包膜的病毒，但是区别是什么呢？

生 17：乙肝病毒是 DNA 病毒，艾滋病病毒是 RNA 病毒。

师：是的。我们来看一组数据，这是 2014 年中国统计年鉴的一组数据，那么位于发病率和死亡率前 10 名的传染病都罗列在表格中，发病率最高的是肝炎，死亡率最高的是艾滋病。肝炎中最典型的大家说是什么？

生全体：乙肝。

师：是的，这两种病的传播方式都有哪些呢？

生 18：乙肝主要是血液传播和母婴传播，艾滋病主要是血液传播、母婴传播和性传播。

师：完全正确。病毒性疾病治疗可以用抗生素吗？

生全体：不能，抗生素无效。

师：那么最好的办法是什么？

生全体：疫苗。

师：是的，预防最重要，所以我们要了解病毒的类型，病毒的传播方式，尽最大努力不接触病毒，我们都已经非常熟悉的做法是？

生全体：戴口罩，勤洗手。

师：嗯，这是预防流感很有效的方式，对于血液传播和性传播的传染病日常接触是没有问题的，密切接触要当心，规范自己的行为，洁身自好，保护好自己。乙肝疫苗我们国家已经通过计划免疫普遍接种，取得很好的效果。

我们看一下艾滋病从 1985 年到 2010 年的一个变化趋势，这是不是很令人震惊？我们目前还没有针对艾滋病的疫苗，科学家还在努力研究中。接下来我们要加深一下对艾滋病病毒的认识，重新观看一下艾滋病病毒侵

染我们 T 细胞的过程。（播放视频）

师：艾滋病病毒怎么侵染我们 T 细胞的呢？

生 19：先用包膜蛋白与 T 细胞膜上的分子对接，对接好了就进去了。

师：是的，看一下它的工作机制，它要想整个病毒都进来的话，需要有一把钥匙，这把钥匙要打开门锁才能够进来，而这个门锁是有密码的。它有一个受体，受体叫 CD4 受体，还有一种叫做 CCR5 受体，这两个受体必须都和病毒蛋白契合，它才能够打开门。但是科学家发现少数人的细胞表面没有受体，这种人永远不会感染艾滋病，是不是很神奇？从中我们可以受到什么启发呢？讨论一下。

生 20：把这个人的细胞取出来给别人用。

师：思路不错，那么取哪类细胞呢？

生 21：取干细胞。

师：很好。如果取骨髓干细胞移植给艾滋病患者，干细胞在患者体内增殖分化出 T 细胞，没有受体的 T 细胞，艾滋病的病毒自然就没有了增殖的土壤。2013 年 9 月，中科院药物所吴蓓丽团队成功解析 HIV 受体 CCR5 三维结构。2014 年 7 月 21 日，美国坦普尔大学研究人员首次成功地把 HIV 从培养的人类细胞中彻底清除。相信不久的将来艾滋病就不再是我们恐惧的疾病了，但是路还是很长，我们任重而道远，大家一起努力！

师：病毒都是对人类有害的吗？请大家看流传在医学界的一段佳话。

生：（阅读资料）

师：看完后大家谈谈感想吧。

生：（略）

就像今年的新冠病毒来袭一样，面对危险，医务人员和科学家始终站在最前线，不畏艰险，通力合作，共渡难关，他们的爱心和奉献值得我们赞扬。

今天的课就上到这里，谢谢大家。

【案例2】"细胞衰老问题研究"教学设计

1 教材分析

细胞的生命历程，包括细胞增殖、分化、衰老和死亡，上科版第七章重点学习细胞的增殖和分化，对细胞的衰老和死亡并未提及，所以本节课的设计意图在于补充这个环节的内容，目的是使学生完整理解细胞作为生命活动基本单位的整体生命历程，引导学生对细胞衰老原因进行深层探讨，培养学生研究能力和创新思维。这一节课是学生正确认识衰老和死亡的客观性，引导学生关注社会老龄化状况，关爱老年人，关注健康的好机会，在恰当的时间对学生进行健康教育会收到事半功倍的好效果，会使学生受益终生。衰老和死亡不仅是每个人都要面对的，更是一个社会问题，通过关爱他人、珍爱生命、关注社会问题的情感感悟提升学生生命科学核心素养。

2 设计理念

对于中学生来说，衰老和死亡的话题比较沉重，所以课堂引入时从长寿的讨论开始，要实现健康长寿就要了解衰老和死亡，这样学生易感兴趣，并且激发他们积极的情感，为了人类的健康长寿我们先要了解衰老的特征和原因，了解疾病才能有针对性地延缓衰老，实现健康长寿。基于这样的逻辑线索进行教学设计，并按照提出问题、分析解决问题、引出新问题的途径实践教学过程，同时用大量的科学研究成果作为支撑，从而使同学们兴趣盎然地、科学思路严密地、理论结合实践地探究衰老问题。最后引导学生关注社会老龄化现象，理解老年人的处境，对学生进行关爱他人、珍爱生命、关注社会问题的情感教育，并讨论如何延缓衰老、延长寿命。

3 教学过程

3.1 引言

电视剧《康熙王朝》剧照。

无论帝王将相还是平民百姓都希望健康长寿，人这个物种的最高寿限估计是多大呢？科学家研究哺乳动物时发现，其最高寿命相当于生长期的5～7倍。人也是哺乳动物，生长期为 20—25 年，自然寿命则应为 100～175 岁。科学家还发现，在环境条件适宜的情况下，哺乳动物一般都能活到自己的物种年龄，而人却不能。展示 2012 年世界卫生组织（WHO）公布的前十名国家平均寿命数据。

表 8-4　2012 年世界卫生组织（WHO）公布的前十名国家平均寿命
Table 3. Life expectancy at birth among men and women in 2012 in the 10 top-ranked countries

Men			Women		
Rank	Country	Life expectancy	Rank	Country	Life expectancy
1	Iceland	81.2	1	Japan	87.0
2	Switzerland	80.7	2	Spain	85.1
3	Australia	80.5	3	Switzerland	85.1
4	Israel	80.2	4	Singapore	85.1
5	Singapore	80.2	5	Italy	85.0
6	New Zealand	80.2	6	France	84.9
7	Italy	80.2	7	Australia	84.6
8	Japan	80.0	8	Republic of Korea	84.6
9	Sweden	80.0	9	Luxembourg	84.1
10	Luxembourg	79.7	10	Portugal	84.0

Countries with a population below 250 000 are omitted due to uncertainty in life-expectancy estimates.

2015 年全球人类的平均寿命为 71.4 岁，中国人平均年龄为 76.1 岁。

为什么人的实际寿命比生物学寿命短这么多？如何才能延长实际寿

命？要延长寿命，首先要解决衰老问题。（板书：衰老）

3.2　新课

问题1：个体衰老与细胞衰老有怎样的关系？

分析解决问题：

（1）单细胞个体衰老与细胞衰老的关系是怎样的？展示草履虫和酵母菌图片。

学生总结单细胞生物的个体衰老和细胞衰老的关系。

多细胞生物最初也是由一个细胞发育来的，老师再提问多细胞生物经历了怎样的过程。

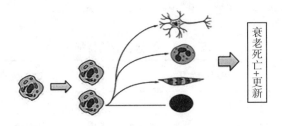

图8-10　细胞分裂和分化

（2）展示细胞分裂和分化的图片，分析不同细胞的寿命不同。

学生总结出多细胞生物个体衰老与细胞衰老是不同的。细胞在不断更新。

问题2：多细胞生物个体衰老特征与细胞各部分功能之间的对应关系是怎样的？

分析解决问题：

请同学思考后陈述老年人衰老特征，讨论并尝试在人体衰老特征和细胞结构功能之间建立联系。

小结：细胞衰老是个体衰老的主要原因之一。

问题3：细胞衰老的特征都有什么？

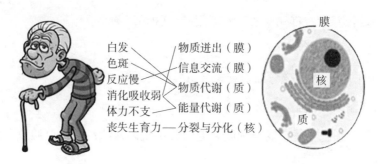

图 8-11　个体衰老表现及与细胞各部分功能的关系

分析解决问题：

结合上图个体衰老和细胞结构之间的关系，讨论分析细胞衰老时细胞结构与功能的变化，完成表 8-5。

表 8-5　细胞衰老的特征

细胞结构	变化特点	功能体现
细胞膜	通透性变小	运输功能下降
细胞质	水分减小	体积变小，代谢减慢
	酶活性降低	代谢减慢
细胞核	体积增大 染色质收缩 染色加深	年轻细胞核　　衰老细胞核

问题 4：细胞为什么会衰老呢？

分析解决问题：

(1) 细胞在体外培养时养尊处优，会衰老吗？同学们讨论后回答。

展示 Hayflick 的研究文献原文摘要并解读。1961 年 9 月发表在《实验细胞研究》杂志上的文章阐述了体外培养的人胚肺细胞分裂了 50 次之后就逐渐衰退了，总结出体外培养的细胞都有最高分裂次数的限制，成为 Hayflick limitation。

（2）决定细胞衰老的原因在细胞外部还是在细胞内部呢？如何证明？

① 同学们分组讨论后，请代表回答。然后介绍 Hayflick 的研究方法，比较之后阐述自己设计的不足之处。

② 分析 Hayflick 的实验一和实验二。得出结论：细胞分裂次数的限制因素来自细胞本身，与细胞的年龄有关。

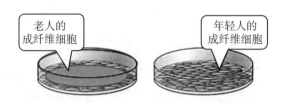

图 8-12　Hayflick 的实验一：两种细胞单独培养

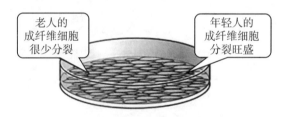

图 8-13　Hayflick 的实验二：两种细胞共同培养

③ 介绍 2009 年获得诺贝尔奖的三位科学家及细胞衰老学说——端粒学说。

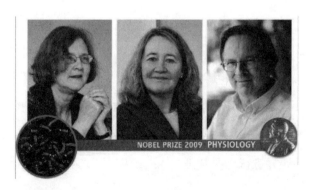

图 8-14　提出端粒学说的三位科学家

问题 5：人类的衰老是自然规律导致的，衰老带来很多疾病，如何从自身做起延缓衰老，减少老年病的发病率？

分析解决问题：

通过分析随着年龄的增长，各器官衰退的速率，体会衰老带来的健康问题，经思考讨论从生活习惯、营养、环境等方面寻求减少老年病发病概率的做法。

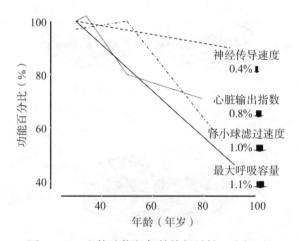

图 8-15　人体功能与年龄的相关性（童坦君）

4　小结

请学生谈谈通过本节课的学习，对衰老从理论到现实生活的认识。

5　作业

课后阅读北京大学童坦君和张宗玉发表在《生理科学进展》上的文章《衰老机制及其学说》；学习学长课题研究成果，包括李思瑶的《上海市帕金森病患者状况调查及其预防方法初探》、白雪霏的《南蛇藤抗衰老作用及机理研究》；检索衰老和老年病预防方面的研究文献，尝试发现相关的科学和社会问题并进行小课题研究。

【教学后记】

从"知其然"到"知其所以然"

长期以来我们中学使用的教材特别注重直接引用科学家现成的研究成果或得出的结论，对于这些成果和结论的来龙去脉介绍得较少，而"知其所以然"对学生的创新素养的提高比"知其然"更有价值。所以我们要改变课堂，首先要尝试从科学家已有的结论中走出来，回到问题的源头去，尝试让同学们自己解决问题，再看看科学家怎么解决问题，在尝试和比较中提高，在犯错和纠错中完善。我在《细胞衰老》这节课的设计上主要从以下三方面进行了探索。

1　问题引领，层层深入

本节课的教学过程设计包括起——承——转——升四个环节，每个环节之间都设置逻辑上环环相扣的问题，层层深入，渐入佳境，恰当升华，最后用拓展文献和进一步探究引导学生关注相关研究前沿以及老龄化社会问题，以期收到"余音绕梁，三日不绝"的效果。

问题如下：

（1）我们最多能活多少岁呢？——科学家估计人的寿限约 120 岁。

（2）我们的平均寿命多少岁呢？——日本最高 83.4 岁，中国只有 73.5 岁。

（3）为什么我们平均寿命都不高呢？——我们过早衰老了。

（4）我们衰老的特征有哪些？——学生总结。

（5）个体衰老的原因是什么？——细胞的群体衰老。

（6）体外培养的细胞会衰老吗？——科学研究成果简介。

（7）如何证实体外培养的细胞会衰老呢？——学生讨论，设计实验，申述设计。

（8）细胞衰老是由于环境引起的还是细胞本身决定的？——学生讨论探究，申述设计。

（9）研究数据显示器官细胞机能退化导致的问题是什么？——老年病（老龄化）。

2　文献数据客观详实，培养学生严谨的科学态度

本节课在备课时查阅了大量的中外文文献资料，并以图片的形式呈现出来，标明作者、年代、出处等信息，让学生从小养成实事求是，客观严谨的科学态度，并用科学家的研究成果激励学生的科学研究兴趣和热情。

（1）1961 年 9 月 Volume 25，Issue 3，Hayflick 的研究文献摘要

（2）2006 年世界部分国家和地区老龄化程度统计

（3）2009 年度诺贝尔生理学或医学奖

（4）2012 年 5 月 18 日世界卫生组织公布世界各国平均寿命

（5）2012 年《Nature》对 Hayflick 的专访文章

3　聚焦科学研究方法和科学家的社会责任

本节课围绕"细胞衰老原因的探究"这一核心问题展开多角度、多层次的思维训练和模拟研究，努力营造客观严谨氛围下的宽松自由的思维空间，让学生展开思维的翅膀，在老师的问题引领下进行尝试——阐述——修正——完善的模拟研究过程，从中体会学习研究的科学性。通过Hayflick 和 2009 年生理医学奖获得者的实例给予人类和社会的巨大贡献让学生体会到科学家的社会责任，使科学研究的意义得到升华，这也是教学的最高目标。

这种教学设计模式不一定是普适性的，但问题引领、追根求源的教学思想是可以通用的，有意识地打破传统教学框架，从科学家的结论中走出来，距离创新型课堂就又近了一步。

参考文献和网址

［1］ http://www.who.int/mediacentre/news/releases/2014/world-health-statistics-2014/en/

［2］ http://news.xinhuanet.com/english/2016-05/19/c_135372703.htm

［3］ L. Hayflick, P. S. Moorhead. The serial cultivation human diploid cell strains ［J］. Experimental Cell Research，1961，25 (3)：585 - 621.

附："细胞衰老问题研究"课堂实录

师：同学们好。

生全体：老师好。

师：请坐。大家先看一位著名演员扮演的角色。（PPT 展示《康熙王朝》剧照）这部电视剧大家看过吧？

生：看过。

师：扮演康熙皇帝的演员是陈道明。中国古代的皇帝权力无边，他有一个最大的心愿是什么？

生：长寿。

师：是的，所以大臣和百姓都要称皇帝为"万岁"，"长命百岁"是普通人的愿望。那么我们怎么才能实现健康长寿呢？这是我们这节课要探讨的一个话题。（板书：健康长寿）大家估计一下我们人作为一个物种最多能活多少岁呢？

生 1：我期望 180 岁。

师：180 岁！嗯，比皇帝的愿望要容易实现多了。生物学家根据现有的研究预测人类最多能活 120 岁左右，但也有人超过。这个年龄应该不难实现啊，但是，从实际情况来看，就不那么乐观。2012 年世界卫生组织

公布各国人民平均寿命，最高的是哪个国家？（展示表格）

生2：日本。

生3：挪威。

师：日本人平均寿命最长，83.4岁，然后中国香港也是很厉害的（82.8岁）。中国内地排名不太靠前，我们在全球排第83名，平均年龄73.5岁。看来，我们人类的实际年龄和我们的生物学寿限之间还是有一段距离的，也就是说我们还有很大的努力空间来争取更长寿。所以，今天我们就来共同探讨，怎么样能使中间差距缩小。那么，我们想一下，健康长寿最大的敌人是什么？

生4：疾病。

生5：衰老。

师：非常好，所以，我们首先呢，要解决衰老的问题。（板书：健康长寿——衰老）我们来看看"衰"和"老"之间的辩证关系，以及衰老的含义。什么是"老"呢？

生：年龄。

师：对，年龄界限。（PPT：老——年龄界限）年龄达到一定的界限。那么，"衰"呢，强调的是什么？

生：机能。

师：很好，身体机能的衰退。（PPT：衰——机能退化），"衰"和"老"之间的辩证关系是因老而衰，还是因衰而老呢？

生：因老而衰。

师：很好，"衰"和"老"之间的辩证关系能搞清楚了，"老"是导致"衰"的一个主要原因。

活动 1：细胞衰老与个体衰老的关系

师：如果探讨衰老机制的话，是从个体水平探讨，还是从器官、组织、细胞探讨，哪个水平探讨它的机制更能够抓住根本？

生：细胞水平。

师：为什么从细胞水平更好？

生：因为细胞是我们生物体的结构和功能的基本单位，所以我们从细胞的角度来探讨。

师：要研究细胞的衰老和个体衰老之间的关系，我们首先看不同的生物有什么样的关系。这是单细胞生物，这个是酵母菌，这个是草履虫。那么大家看，草履虫一个细胞就是一个个体，如果这个细胞死了，这个个体也就死亡了。所以对单细胞生物来说，细胞衰老和个体衰老的研究是一样的。而对于多细胞生物来说，比如我们人类就是多细胞生物，最初是几个细胞？

生：一个细胞。

师：对，一个细胞。然后呢，数目增多是通过什么实现的？

生：分裂。

师：然后随着细胞数目的增多，又出现了细胞之间结构和功能的差异，这个过程叫什么？

生：分化。

师：细胞通过分裂、分化实现了数目增长和功能的差异。那么多细胞的生物细胞衰老和个体衰老之间是什么关系呢？我们来分析一下。我们看，这几个细胞大家都认识吧？（展示人体各种细胞图片）请同学们尝试将这些细胞的寿命和我们人的寿命进行比较。

【分组讨论，2 人一组】

【全班交流】

师：讨论好了我们来回答问题。第一个是什么细胞？

生：神经细胞。

师：神经细胞。然后第二个呢？

生：（沉默）

师：不清楚是吧？它就是在免疫系统中起吞噬作用的细胞，是什么细胞呢？

生：白细胞。

师：然后第 3 个？

生：心肌细胞。

师：第 4 个？

生：红细胞。

师：哪一种细胞的寿命比较长呢？

生 6：神经细胞。

生 7：肌肉细胞。

师：神经细胞和肌肉细胞的寿命几乎和我们个人的寿命是相等的。那么对于白细胞和红细胞来说，情况就不一样了，比如有的白细胞它很不幸，刚刚产生，正好遇到了一场机体"细菌战"，就怎样了？

生："牺牲"了。

师：为了保护机体而献身了，所以说它的寿命有时候只有短短几个小时。红细胞要运输氧，在血管中不断运动，所以它的寿命也不长，平均是120 天。那我来问大家，这些寿命比较短的细胞，它们死了之后，我们是不是就没有这些细胞了呢？

生：不会。

师：那我们靠什么来补充这些死亡的红细胞和白细胞呢？

生 8：造血干细胞。

师：很好。对于多细胞生物来说，细胞的衰老、死亡和更新，是同时进行的。那么多细胞生物个体的衰老和死亡，与细胞的衰老和死亡一样吗？

生9：不等同。

师：细胞不断更新，我们能否通过细胞的不断更新来实现长寿呢？细胞能否永远不停地更新呢？

生：不可能。

师：这需要研究证据。我们看一下这个图表。横坐标表示细胞繁殖代数，纵坐标表示细胞分裂速度。我们观察一下细胞分裂能力与细胞繁殖代数的关系。

生：随着繁殖代数的增加繁殖能力越来越低。

师：越来越差了，那也就是说，老年人体内的细胞分裂能力和20岁壮小伙体内的细胞分裂能力一样吗？

生：不一样。

师：所以这就证明细胞随着分裂也逐渐怎样？

生：衰老。

师：细胞也在衰老。大家来总结一下，多细胞生物的细胞衰老和个体衰老的辩证关系。

生：细胞衰老可以导致个体衰老。

师：很好。下面从个体层面来描述一下老年人有哪些老龄化的特征？可以从它的外表以及内部器官生理功能来思考。希望大家能拓宽思路。

生10：首先，因为老年人的皮肤是非常粗糙的，所以细胞的水分减少了。然后，头发是花白的，说明他的黑色素细胞已经减少了。骨质疏松，心脏机能也不强了，呼吸能力也远不如年轻人。

师：嗯，运动能力呢？

生10：产生ATP能力也没有年轻时强了，所以运动能力衰退。

师：运动性能不强了，很好。那生殖能力呢？

生 10：这个时候，男性和女性的生殖能力应该都没有了吧。我觉得女性的生殖能力好像在更年期之后就没有了。我只知道这些了。

师：我觉得各位同学的回答非常全面而且很有代表性。我们把这些衰老的特征总结一下。个体衰老，或者说器官的衰老，我们要从细胞中找原因。细胞的亚显微结构有细胞膜、细胞核，还有细胞质，它们各自的结构与功能是相适应的，细胞的这些结构和功能与个体的衰老特征之间是否有一些关联？请同学们来分析。【小组讨论】

【全班交流】

师：先说白发，不能产生黑色素跟什么有关系呢？

生 11：嗯。头发变白和物质代谢有关系。

师：很好，然后，色斑的形成与什么有关系？

生 11：产生的色素不能被清除。

师：不能够被清除，所以会积累下来，这个还是物质代谢障碍。很好，然后，记忆力衰退呢？

生 11：这个跟信息交流有关。

师：嗯，信息交流，很好。然后，消化吸收比较弱与什么有关？

生 11：跟物质进出细胞能力有关。

师：我们小肠绒毛细胞吸收葡萄糖是通过什么方式？

生 11：主动运输。

师：主动运输需要消耗能量，所以也跟什么有关系呢？

生 11：能量代谢。

师：好，体力不支呢？

生 11：能量代谢。

师：好，那丧失生育能力呢？

生11：分裂与分化，不能产生正常的生殖细胞。

师：好，请坐。这里我们只是比较简单地把个体衰老特征与细胞结构和代谢的变化相匹配，其实影响个体衰老的因素是很多的。

活动2：细胞衰老的特征

师：所以说我们可以得出结论，即个体衰老和细胞衰老之间是有因果关系的，细胞衰老是个体衰老的主要原因之一。下面我们再总结一下细胞衰老的特征，（展示表格）左边是细胞膜、细胞核和细胞质三种细胞结构组成，中间是细胞变化特点，右边是细胞生理生化不同层面的功能体现。大家讨论归纳一下。

生12：细胞膜通透性可能不好，通透性降低。

师：然后，细胞质呢？细胞体积变小，代谢怎么样了？

生12：代谢应该也降低了。

师：酶的活性呢？

生12：酶的活性变得不活了。

师：不活了，用科学术语怎么说呀？它的活性？

生12：活性降低了。

师：好的，前面回答得特别好。然后细胞核在衰老过程中发生了哪些变化呢，我们来看两张图片。左边是年轻的细胞，右边是衰老的细胞。比较一下细胞核的体积、染色质的状态。

生13：嗯，细胞核的体积增大、染色质收缩浓缩、染色加深，因为它浓缩了，肯定是加深。

师：以上是从细胞膜、细胞质、细胞核来总结这个细胞衰老的特征。那么，细胞在我们体内不停工作，它衰老的速度肯定比较快，如果把细胞放在一个特别理想的体外环境下进行培养，给它最优越的生存条件，不需要它执行任务，那它是不是就不衰老了呢？也就是说，我们体外培养的细胞会不会衰老呢？大家推测一下。

生 14：我认为还是会衰老的。

师：那同桌来预测一下。

生 15：我也觉得会衰老。

师：看样子这个观点大家都是统一的，但是，如何用实验来证实呢？我们先了解一下如何进行细胞的体外培养。我们从肿瘤、胚胎或者动物的器官提取细胞，进行切割、酶消化后加入培养基进行培养，一段时间之后我们用显微镜来观察它的形态结构以及数量。在一个培养瓶中长满后在传代到下一个培养瓶，最终我们要知道的结果是，它能否永远传下去？在 1961 年以前，细胞生物学家培养细胞，得出的结论是，只要给它最好的条件，只要不感染，它是永生的。这是美国生物学家 Leonard Hayflick 1961 年在 *Experimental Cell Research* 刊物上发表的一篇文章，（PPT 展示）用非常完美的科学实验终止了上述观点。他提取分离人胚胎肺成纤维细胞，体外培养，传了若干代之后就衰退了，不再分裂增殖。在此之前学界认为细胞是没有最高生命限制的，Hayflick 这项具有里程碑意义的研究成果，后来得到众多科学家的研究证实。（展示原文摘要）后人就把那个最高分裂次数限制叫 Hayflick 界限。正常细胞体外培养都有最高分裂次数限制，那么，癌细胞呢？

生：会分裂更多次。

师：研究证明癌细胞在体外培养会一直分裂下去，所以癌细胞是妖魔化的细胞，没有最高分裂次数的限制。Hayflick 不光反驳了很多科学家的错误结论，他还探索体外培养细胞衰老的原因。今天我们一起尝试探究一下，决定细胞衰老的因素在于细胞外部环境还是细胞本身？那么，大家来思考一下，外部环境对细胞的这个生长环境有没有影响？

生：有。

师：那么哪些外部因素会影响细胞繁殖呢？

生：水分。

师：水分。还有吗？

生：温度。

师：嗯，温度。还有吗？

生：养料。

师：营养成分。还有呢？想一下我们的生命活动离不开什么？

生：氧气。

师：好的，以上这些因素都会影响生命体的生命活动，包括细胞的生命活动。我们现在重点探索一下细胞本身与增殖的关系。我们回顾一下前面 Hayflick 取自人的胚胎的人胚肺成纤维细胞，发现体外增殖 50 代后就不能再增殖了。虽然人胚胎细胞体外培养用于医学研究或医学治疗在我国是可以的，但在很多国家是禁止的，Hayflick 的研究，后来受到很多科学界或者社会人士的质疑，我们这里不做评论。大家思考一个问题，如果把我们体内的成纤维细胞提取出来进行体外培养是不是也可以分裂 50 次呢？

现在大家利用半分钟时间来讨论一下。怎么样让你的研究具有科学性。

【学生思考讨论】

【全班交流】

生 16：在最好的培养基里面，培养胚胎成纤维细胞，然后⋯⋯

师：都取婴儿的胚胎成纤维细胞吗？

生 16：不，取胚胎成纤维细胞和成年人的成纤维细胞来进行培养。可能会发现我们成年人的那个分裂次数会比较少。

师：请坐。首先，就这位同学的实验设计科学性来进行评价。

生 17：我觉得他这个设计还可以。

师：还可以，就是你觉得不是特别满意了，那你就说说看你的想法。

生 17：我觉得应该取相同数量的细胞数目。

师：噢，开始培养的时候细胞数目要相同。

生 17：然后在相同的条件下在进行培养，相同时间之后进行对比，细胞分裂计数。

师：那你的预测呢？

生 17：我预测应该是我们成年人的细胞分裂次数会比较少。

师：嗯好，很好，请坐。首先，必须都是正常人，正常人的胚胎和正常的成人年。非常好啊，我们这两位同学跟科学家的实验设计是不谋而合的。我们看看 Hayflick 是怎么做的。这是两个相同的培养基，一个用来培养老年人的成纤维细胞，一个用来培养年轻人的成纤维细胞。结果老人的成纤维细胞分裂得比较少，得到的细胞少，年轻人的多。那么，下一步我要问大家，在培养过程中有没有可能培养环境发生改变呢？如果左边的培养环境没有控制好，影响到细胞分裂，结果就不可信了，怎样来改进这个实验使它的科学性更好呢？

生 10：让细胞都在同一个培养基中培养。

师：这个想法非常好，Hayflick 也是这么做的，他做第二个实验，将细胞放在同一个培养基里边，培养条件肯定相同，对不对？实验结果是：老年人的细胞分裂次数少，年轻人细胞分裂次数多。大家还有没有疑问？

生 18：他是怎么区分哪些是老年人的成纤维细胞分裂产生的新细胞，哪些是年轻人的成纤维细胞产生的呢？

师：太好了！这就是科学家的头脑能提出的问题。女人的成纤维细胞有一个叫巴氏小体的结构，男性的没有。所以在显微镜下能够区分开。所以说体外培养的细胞衰老是由细胞本身决定的，跟细胞供体的年龄有关系，细胞衰老原因可以归结到细胞本身。对于细胞本身我们有没有新的问题提出来进行进一步研究呢？你还想研究什么，你还想知道什么？

生 19：它为什么会衰老呢？它是怎么衰老的？

师：就是想进一步研究衰老的机理。

生 19：它是从哪里开始衰老的？是从细胞核呢还是细胞质中的细胞器？

师：非常好。它是从哪里开始衰老的？或者说，是什么结构或物质对衰老起决定作用？是细胞核呢，还是细胞质里的什么呢？目前虽然没有特别精确的定论，但有两个学派，一个叫做差错学派，还有一个叫遗传学派。遗传学派的一个重要理论就是端粒学说，提出这一理论的三名科学家于 2009 年获得生理学奖（PPT 展示）。给大家简单介绍一下这个学说：这个是我们的染色体。染色体的两端有特定的序列叫做端粒体，就是这个地方。细胞每分裂一次，它的端粒就会缩短一点，每分裂一次就会缩短一点，当短到一定程度细胞就不能再分裂了，走向衰老。那右边的这个图呢，你看它就不衰老。那我们现在有我们的希望了，是不是？我们能不能让我们的细胞都朝向右边的发展呢？右边这样的细胞，它会是什么细胞呢？

生：癌细胞。

师：癌细胞。所以大家知道了吧。癌细胞的端粒不会缩短，它就不会衰老。所以不衰老不一定是好事情，看样子我们只能延缓衰老。衰老是一个必然规律。

活动 3：细胞的死亡

师：现在，我再问大家一个问题。衰老才能导致死亡，是不是细胞死亡都要经过衰老呢？

生：不是。

师：同学们说不是。我们看一下这个结构是什么，这是我们胚胎发育

过程中手的结构变化。那么，手指之间这些细胞哪里去了呢？（PPT 展示）

生：死掉了。

师：死亡了。那它是老了吗？还是受伤了？怎么就消失了呢？再比方说我们的神经细胞，神经细胞在胚胎发育过程中有 50％ 的细胞都要死亡的，这是正常的。如果说这些细胞都不死亡的话，就无法准确定位。也就是说，神经细胞它一定要定位定得准。如果有过多的神经细胞，就无法定位准确。所以说在个体发育过程中，一些细胞死亡才能保证个体的正常发育，就好像蝌蚪的尾巴必须消失才能发育成蛙。那么细胞在这些过程中的死亡和发生意外死亡表现有什么差别吗？现在大家看一段视频，观察细胞两种死亡方式的区别以及对机体产生的影响。

【全班观看视频】

师：细胞的死亡方式有两种，一种是细菌感染，另一种是尖锐的东西刺伤它。细胞的表现怎么样呢？

生：细胞胀大破裂，释放内容物。

师：内容物出去，细胞物质对周围的细胞会产生影响，一般会引起炎症反应。还有另外一种死亡的方式：一开始是健康的细胞，接受线粒体外膜上叫 bcl‐2 的一种蛋白，这是外界信号，然后细胞发生一系列变化最后死亡。（视频里显示的）细胞有没有肿胀啊？

生：没有。

师：细胞是怎样变化的？

生：染色体断裂，细胞核分割，细胞膜内陷，然后进行囊泡，形成一个个小体，叫做凋亡小体。

师：最后细胞凋亡了，机体怎么处理凋亡的细胞？由吞噬细胞把它吞噬掉。这两种死法，细胞都死了，是吧？这两种死法一样吗？有什么区别？第一种呢，是主动的还是被动的？

生：被动的。

师：那第二种呢？

生：主动的。

师：那么第二种，它死的时候有没有把细胞里面的东西都释放出来？

生：没有。

师：那这样的话，就对周围细胞有没有影响？

生：没有。

师：很好，我们可以总结一下。第二种死法我们把它叫细胞凋亡，也就是一个自然的过程。另外的路线叫细胞坏死。二者从死因上有何不同？

生20：细胞凋亡是受到基因控制，而细胞坏死不是受基因控制的。细胞凋亡的死亡是主动的，细胞坏死是被动的。细胞凋亡没有炎症反应，而细胞坏死有炎症反应。

师：很好，一般来说，细胞凋亡不会引起我们的疾病。但是，如果是细胞由于衰老而死亡，就会引发我们的机能退化。大家看一下研究数据的直角坐标系图，横坐标是年龄，纵坐标是我们各个器官机能退化的速度。如果我们神经系统的传导速度下降，随着年龄增长，就导致我们的神经系统病变，可能会导致哪种老年病呢？

生21：痴呆症。

师：对，也叫阿尔茨海默症，是常见的神经退行性疾病。这个是心血管疾病，以及肾脏疾病、肺部疾病。所以，老年病是衰老而引起的。老年病不光是医学问题，它更是一个社会问题，我们看一下2006年我们国家老龄化程度，2006年的时候老年人占11%，已经进入老龄化社会，逐渐加剧。所以，国家进行了政策调整，我们现在已经启动了什么政策？

生22：鼓励生二胎。

师：对，放开二胎生育政策，就是调整社会人口结构。为了解决老龄化有关的医学和社会问题，我们可以从自身做起。这就是我们的两位学姐做的课题研究。一个是我们现在高三的同学做的：关注帕金森患者的状况，还有呢，2009 届的同学研究中药南蛇藤抗衰老。所以，研究抗衰老和老年病的问题，我们可以从现在做起，我们每个人都应该有这份责任，努力来做些事情，有热情来为社会分担责任。

师：以上是我们本节课的全部内容，请同学来总结一下我们都探讨了什么？

生 23：本节课我们共同探讨细胞衰老与个体衰老的关系，学习了细胞体外培养的实验设计，了解到细胞在体外培养也会衰老，并学习了细胞衰老机制也就是端粒学说。细胞衰老会导致个体衰老，个体衰老会表现出各种生理机能的退化，衰老是不可抗拒的，我们社会老龄化问题严重，需要从我们年轻人做起，从医学的角度缓解老龄化带来的生理病痛。

师：总结得非常好！我这里给大家准备了一个拓展阅读，关于衰老机制，这是北京大学衰老研究中心的两位科学家的文章。还有建议大家课后关注 Hayflick 在细胞和疫苗领域的贡献，2013 年细胞杂志做了个人专访，评价他的研究挽救的生命高于以往任何研究成果。希望这些研究成果和科学家对同学们有所启迪。

第 2 节　基于显微观察的开放实验课堂

生物学家的成长是离不开实验室的。在实验探究中观察现象、发现规律、锻炼思维，实验室在其中功不可没。在学校教育中，课堂教学是主体，教材是蓝本，高中生命科学中的基础实验，主要是验证性实验，通过反复操作，获得实验结果，得出预期结论，这类实验能够培养学生的动手能力，并有利于他们对已学的生物学原理加以理解和巩固。但是这种缺乏弹性的、相对封闭的验证性实验在培养学生形成浓厚的兴趣、创新意识以及掌握科学研究方法方面显得有些不足。在学生综合素质较好，学习硬件设施允许的情况下，适当地对验证性实验进行调整，使其在不同程度、不同方面具有开放性和探究性，为利用有限的时间培养学生的创新能力发挥更大的作用。

通过显微镜观察了解细胞结构和判断生物类型是中学实验的重要内容，通过观察比较不同细胞的显微结构，理解真核细胞（如水绵细胞）和原核细胞（如颤藻细胞）结构差异，通过观察表皮细胞认识气孔和保卫细胞的结构特点，理解结构与功能的关系，通过观察洋葱吊兰等根尖细胞掌握有丝分裂的时期和特点，这些都是教材的规定操作，在此基础上增加开放性和探究性，从而提升学生的研究能力。

本文以"细胞的观察和测量"为例谈几点做法。

1 开题热身，激发探究欲望

运动员在大幅度运动之前都要有一个热身运动，其目的不仅是让身体的生理状况调整到最佳状态，同时也是从心理上调动自己的热情，最后全身心投入，达到忘我的境界，从而发挥出最大潜能。课堂教学活动也是同样的过程，要使学生"渐入佳境"，好的开端非常重要。

本节课的实验目的是细胞的观察和测量，为了调动学生的好奇心，在学生开始实验之前，教师用幻灯片展示一组精度很高、反差很大的口腔上皮细胞照片，分别是没有染色处理的普通光学显微镜照片、用不同染液染色处理的显微照片和相差显微镜下的显微照片。由于照片的分辨率高，对比强烈，两张黑白照片反差很大，一下子就吸引了学生的眼球，老师还未提问，就已经对学生产生强烈的视觉冲击，学生马上就会发问，同样是口腔上皮细胞，为什么拍出来的效果不同。由通常的老师提出问题变为学生主动发问，主动索取答案，这时候教师不急于回答，而是让学生自己推测，于是各种猜想都涌现出来，前面三张很快就猜出来是因为染色和未染色造成的差异，最后一张几乎没有人知道，这时候教师告诉学生是用一种新型的显微镜叫做相差显微镜的技术观察并拍摄的。引导学生理解生物技术在科学研究中的重要性，然后教师由口腔上皮细胞讲解过渡到植物表皮细胞的观察。通过这种感官冲击引发主动思考，进而产生强烈的尝试欲望，从而激发学生的创新潜质。

2 放开手脚，变验证观察为开放探究

生命科学中的基础实验多数为任务固定的验证性实验，学生利用给定的材料试剂和方法，重复实验，结果是固定的，缺乏自主研究的机会。在学生能力比较强的学校或班级，可以尝试一下把验证性的单一实验开发为探究性实验。我校创新班同学整体素质很高，很适合这种课堂改革模式。

2.1 实验材料开放

课本实验是利用显微镜观察蚕豆叶下表皮细胞固定装片，并用目镜测微尺测量保卫细胞的长度和宽度，是一个给定材料的验证性实验，缺乏活动和思考的自由度，缺乏挑战性。因为材料单一，综合能力强、兴趣浓厚的同学就会失去进一步探索的机会。基于上述考虑，笔者把这节课设计成指定材料和非指定材料相结合，除了固定装片，还为学生准备了多种校园采集来的植物叶片，包括麦冬叶、美人蕉叶、青菜叶、睡莲叶，这些植物包括两种单子叶植物和两种双子叶植物，有水生和陆生两种不同生态类型。通过对比观察，学生认识不同类型植物细胞形态结构的差异，体会细胞的多样性，理解并形成结构与功能相适应的生物学观点。

生命科学研究历史上，由于材料的选择对研究成败起决定性作用的例子屡见不鲜，如孟德尔选择豌豆发现遗传学定律，恩格尔曼选择水绵和好养细菌发现光合作用场所等，所以提供给学生丰富的实验材料，让他们在有限的时间内经过思考后选择，或者分工合作完成实验。由于材料丰富，一节课中会有很多意想不到的发现，有的同学发现美人蕉表皮细胞的排列方式与其他不同，有人发现睡莲叶下表皮没有气孔，上表皮才有气孔，有人发现单子叶植物和双子叶植物保卫细胞形态不同等等，这些都是他们人生中的第一次经历。在老师的表扬鼓励下，同学们变得非常激动，成就感油然而生，推动他们继续深入思考和研究。

2.2 研究问题开放

研究一个问题不能是简单的走马观花，实验材料比较多，时间有限，不可能每人都能做一遍，通过老师介绍实验材料的类别后，学生分小组有计划地选择实验材料，如选择单子叶植物和双子叶植物进行比较观察，或者选择陆生植物和水生植物进行比较观察，或者选择一种植物的上下表皮进行比较观察。尝试不同的方法制作临时装片后观察表皮细胞和保卫细胞的形态及气孔分布。通过自主探究，学会按照"提出问题——设计实验——实施实验——分析结果——得出结论——提出新问题"这样的步骤来进行科学研究。

3 合作互动，提升团队意识

良好的合作交流能力是创新型人才必备的基本素质。打造以学生为主体的课堂，采用自主探究式、动手实践式和合作交流式学习模式，真正使学生主动动起来，成为课堂的主人。本节课在多媒体互动实验室进行，将显微镜和电脑相结合，可以方便地对显微镜图像进行拍照记录，平行对照进行对比分析，用电脑快速对数据进行统计分析。同时这是一个多边交互平台，方便实现师生之间、学生之间进行广播交流或个别指导和问答，大大丰富了信息量，提高了课堂效率。

实验报告恰当的内容和形式是保障实验课有效性的一种重要手段。笔者在实验报告设计上进行了相应的改进，栏目包括小组成员、研究的问题、选择的材料、研究结果（陈述＋图片＋实验数据）、发现的问题、小组成员自评（承担的工作＋完成情况）。从内容到形式都关注学生参与情况，因为学生参与度对实验能否顺利、高质高效完成起决定作用，参与中分工合作才能取长补短，讨论中思维碰撞才能产生灵感，对于有些惰性的同学也是一个内部制约，促使他们由被动变为主动，在合作中共同提高。笔者发现，由于同学们个体差异很大，独立完成实验时总有些同学不能顺利完成，小组合作之后，这部分同学也动起来了，参与之后才能被同伴认同，实现团队成长。

4　分析数据，学习使用生物统计方法

科学研究中对实验数据的分析能力是创新能力的重要体现。生物统计方法是生命科学研究常用的分析方法。为了能使学生顺利掌握实验数据差异显著性分析的统计学原理和统计学软件使用方法，在本节课第1课时——生命科学研究方法一节课上就和学生一起学习过相关内容。

本实验原来只要求学生测量5个保卫细胞的长度和宽度，然后求平均值，实验经改进之后，学生通过选取不同实验材料，可以进行不同种植物气孔保卫细胞的长度的比较分析，运用统计软件对两组数据进行对比，分析差异的显著性，从细胞的个体差异比较上升到分类比较，从而理解实验设计中的重复性和对照性原则的科学性。

5　开放式作业，引导学生深度研究

一节课的时间有限，功夫在课堂，功效在持续，要能达到"余音绕梁"的效果才算是一节成功的课。通过本节课的开放式探究活动，学生对不同类植物的保卫细胞大小形状以及气孔的大小有了直观的了解，通过统计分析，对其中的差别有了规律性的认识。为了引导学生理解实验数据的获得和统计分析对于科学研究的重要性，笔者还准备了一组文献数据作为课后阅读分析的开放性作业，关于盐胁迫下水稻叶气孔保卫细胞和气孔密度的变化，通过对文献数据分析方法的学习，学生不仅掌握了统计方法，还了解了看似简单的保卫细胞和气孔的细微变化却预示着植物生态环境改变的这一原理，从而引导其关注生态问题，认识到环境变化对生物产生的影响，保护生态环境就是保护包括人类在内的生物本身，形成良好的生态道德，培养学生的责任感和使命感。

对于学生在课堂上发现的问题要及时捕捉，课后跟踪关注，指导学生查阅资料，总结综述现有的研究结果和存在的问题困惑，或者经过师生共同讨论形成研究性课题，鼓励并指导学生完成课题研究，在课题研究中从更高层次上提高学生各方面的创新研究能力，培养创新精神和良好的创新品格。下面列举几个学生进一步探究的课题：

（1）室内二手烟污染对吊兰气孔器的影响研究

（2）睡莲叶片气孔器变化预警水体环境污染的研究

（3）水体重金属污染对浮萍叶气孔的影响研究

由于时间和条件限制，学生形成的很多课题不能在高中阶段进行研究，但是他们能够通过大量文献的阅读，深入的思考，由问题到课题的探索，而这一过程本身就是非常难能可贵的，高中阶段经过这样的尝试锻炼，培养问题意识，养成从小处入手的习惯，有大局观念，能全局把握，必定会对学生的将来产生深远影响，

总之，本节课通过这种多渠道尝试打造开放式课堂。通过实验材料开放、方法开放，才能使学生的视野开放、思维开放。允许试错学习，允许模仿学习等多种学习方式，问题由课内延伸到课外，知识由课本延伸到文献，构建一个平等、自由、合作、借鉴的课堂环境，努力营造适合青少年创新素养形成的氛围。

第9章　创新课题：微生物领域课题研究

　　微生物学科诞生之前，人类就已经在生产生活中利用微生物发酵几千年了，所以微生物学是从发酵实践中走出来的生物学分支学科。随着对微生物结构、分类、生理生化以及遗传规律的深入研究，科学家们发现，微生物主要是单细胞生物，繁殖速度快，容易培养，工业化生产成本低，而且结构和遗传物质都简单，微生物的这些特点使得它们特别适合作为模式生物进行生命科学基本规律研究。

中学阶段研究微生物的可行性

　　在中学阶段通过显微镜的观察和对微生物基本结构的学习，对细菌、真菌等主要类型的细胞特点和培养方法都有一定程度的了解；同时中学都基本具备微生物培养的条件，有微生物实验室，配有无菌室、超净工作台、高压蒸汽灭菌锅、恒温培养箱等基本设备；中学教师都具备微生物基础理论知识，掌握了培养基的配制、无菌操作、菌种的分离和保藏等微生物培养和分离等基本技术，现阶段的中学生物教师基本都是研究生学历，有相当一部分博士研究生，年富力强，专业水平高，学习能力强；而中学做研究往往被经费所困，微生物研究一般成本不高，特殊菌种购买一次可以长期使用，还可以利用环境中的微生物进行筛选，甚至使用发酵产品中的菌种进行研究。总之，这些都为微生物研究进入中学提供了前提和保障。

高中阶段与微生物相关内容分析

（1）微生物学发展历程：了解微生物学建立的科学史

通过古代酿酒制醋等工艺了解人类在认识微生物之前就已经在培养和

利用微生物方面拥有悠久的历史，介绍显微镜的发明历史，巴斯德的曲颈瓶实验证实了"细菌致病理论"，介绍科赫发明的系列微生物培养和分离纯化方法，介绍除了病毒、微生物与高等动植物一样都具有细胞结构，具有共同的生理生化过程，可以利用微生物作为模式生物进行生命活动规律研究。

（2）原核细胞和真核细胞的比较：了解细菌和真菌的应用

细菌和蓝藻都属于原核细胞，高等动植物细胞和真菌都是真核细胞。这里可以详细介绍细菌、蓝藻和酵母菌、霉菌，这几种微生物在我们生活中无处不在，最常见的大肠杆菌是我们肠道微生物的主要类群；酵母菌是真菌，是我们家里做面包馒头的菌种；乳酸菌是细菌，是制作酸奶用的菌种；我们过年常吃的一种吉利菜品——发菜属于丝状蓝藻。我们尽可能展示给学生一些微生物相关的实物如酸奶、酵母发酵粉、蘑菇等，通过展示和列举微生物的种类以及与我们的关系，加深学生对身边微生物及其产品的认识，激发研究兴趣。

（3）观察颤藻和水绵：了解微生物与生态环境的关系

通过实验课上培养和显微镜观察两种微生物，进一步了解藻类生活的环境、生活方式以及在生态系统中的作用，通过在不同自然水体取样观察认识到水体中的生物类型会有差异，会随着水体环境的变化而变化，水体和土壤中微生物数量和种类可以作为水体和土壤环境的指标。

（4）基因工程：细菌等微生物生产转基因产品

利用细菌或酵母菌作为受体细胞进行基因工程的优势包括：操作简单，培养方便，大量增殖，产物容易提取和分离。通过介绍基因工程操作方法，转基因是否成功的鉴定方法等生物技术，介绍利用工程菌生产的药物如胰岛素、干扰素、抗体等，进一步提升对微生物应用价值的认识，激发研究热情。

（5）培养基的配制和微生物分离纯化：学习微生物培养系列技术

学习细菌通用培养基配制方法，完成配制过程，学习高压蒸汽灭菌法、紫外灭菌法、干热灭菌、过滤除菌、无菌操作技术，学习利用划线法、涂布法接种，学习恒温培养设定，为独立完成微生物研究奠定基础。

（6）抑菌圈实验：了解抗菌物质筛选方法

第一种抗生素青霉素的产生是利用培养青霉菌，从培养液中分离出来的，弗莱明、弗洛里、钱恩等三位科学家共同获得 1945 年诺贝尔奖；第二种抗生素是治疗肺结核的特效药链霉素，是 1943 年美国罗格斯大学教授赛尔曼·A·瓦克斯曼从链霉菌（属于细菌）中得到的，瓦克斯曼因此获得 1952 年诺贝尔奖。通过学习他们发现抗生素的研究方法，同学们能深深感受到抗生素的重要性。本实验在涂布好的平板上放置浸润各种抗生素等抗菌物质的无菌滤纸片，培养后观察和测量透明圈，从而了解抗菌能力的检测方法，并提供蒜片、姜片、洋葱片等天然物质，检测抗菌活性，同学们会认识到抗菌活性物质可能就在我们身边。

微生物课题研究

中学生在课题研究方面往往是一张白纸，没有像大学生研究生那样有相关实验室的研究领域引导和限制，所以同学们的选题方向常常五花八门，方向确定主要来缘于个人兴趣，而对微生物方向的选题主要来自日常应用，加上受到生物课微生物知识和实验的启发，将课本微生物内容与人体健康、环境监测、生态系统、抗菌防腐等相关应用联系，逐步了解了微生物与人类和自然的密切关系，为选题奠定了基础。我们也要特别关注老师在课堂上给我们的启发，老师作为专业人士经常带领我们进入课本知识之外更广阔的天地中，拓宽我们的视野和思路。正如通过前面列举的"病毒"一节教学案例那样，通过科学史的深度学习，跟随科学问题，学习科研方法，追踪科学思想，我们的研究愿望可能就被不知不觉触动了。

在初步选题之后，学生要和老师讨论课题的研究价值和可行性，得到认可后再制定研究方案，撰写开题报告，此时的研究方案都是大方向和大的框架，能否继续下去要走一步看一步。随着实验的进程逐步改进和完善，为了避免浪费太多时间，我们要对自己的假设进行初步验证，如果可以再进一步推进，老师认为可行性不强的课题应慎重，毕竟我们学生时间和精力有限，要让课题效益最大化。

下面展示几个我指导的微生物课题案例。

第 1 节　抗菌物质筛选

案例　孜然种子提取物作为天然食品防腐剂的探索研究

作者：华东师范大学第二附属中学 2010 届肖方舟

1　课题缘起

我特别喜欢吃羊肉串，喜欢孜然的味道，我常常想羊肉串加孜然的目的仅仅是为了好吃吗？查资料得知孜然（Cuminum cyminum L.），又名孜然芹、安息茴香、小茴香，为伞形科孜然芹属植物，是全世界广泛使用的香料和调味品，有极其悠久的历史，并有国内外多处信息提出孜然是世界第二大香料，仅次于黑胡椒。香料的使用历史悠久，香料除了味道好，还有防腐的功能，于是我想进一步研究孜然种子作为防腐剂的可能性。

2　课题简介

孜然是世界广泛使用的香料和调味品，历史悠久。本项目针对其抑菌效果，进行了活性成分分离、抑菌特点探索和安全评价。

孜然提取物中石油醚相抑菌效果最强，从中分离得到活性成分枯茗醛和枯茗酸。它们：（1）对 E. *coli* 的最低抑制浓度（MIC）分别为 150 mg/L 和 1000 mg/L；（2）对 S. *aureus*、S. *cerevisiae* 和 A. *niger* 都有良好的抑制效果，大幅强于山梨酸钾和苯甲酸钠；（3）适应更宽泛的酸碱度范围，枯茗醛 pH5～9 效果稳定，枯茗酸在 pH5～7 效果较好，越酸越强；（4）枯茗醛能更持久地抑制 E. *coli*。枯茗醛和枯茗酸在 3 倍 MIC 剂量下对小鼠无明显影响。

孜然种子提取物及抑菌活性成分作为天然食品防腐剂有应用潜力。

第 2 节　促进发酵的活性物质研究

案例 1　黑豆皮促进酵母发酵活性成分研究

作者：华东师范大学第二附属中学 2014 届娄澜青青

1　研究目的

研究黑豆提取物对酵母菌繁殖和发酵的影响，探索黑豆的开发应用价值，并进一步探索其机理。

2　课题缘起

因为家里自制豆浆经常用黄大豆和黑大豆，对此产生了兴趣，查阅资料发现黑大豆有很多优势，黑大豆含有约 49.8% 的植物蛋白，居豆类之首，且富含人体所需的卵磷脂、不饱和脂肪酸、亚油酸、多种维生素、18 种氨基酸和生理活性物质，经常食用可健脑益肾、降低胆固醇、防治动脉硬化、糖尿病等，黑大豆所含黄酮类物质具有雌激素作用，可以抗癌、抗氧化、抗溶血、抗真菌，预防心血管疾病、骨质增生、白血病，减轻妇女更年期综合症等功效。黑豆也是一种传统中药，中医认为黑豆性平、味甘，具有消肿下气、润肺燥热、活血利水、补血安神、明目健脾、补肾益阴、解毒的作用，并具乌发黑发以及延年益寿的功能。于是我想知道黑豆是不是真的这样神奇，想用小白鼠来做研究，但感觉检测很困难，和老师讨论后，决定用酵母菌来做实验。材料买来后发现黑豆仅仅豆皮是黑色的，里面的子叶是绿色的，于是预实验时就把豆皮和豆仁分开来进行对比，发现黑豆皮促进酵母菌繁殖能力很强，就开始进一步研究黑豆皮提取物对酵母菌繁殖和发酵影响，探索黑豆皮的开发应用价值，并进一步探索其机理。

课题分两个阶段进行研究，第一阶段研究提取物对酵母菌的功效，第二阶段对机理进行初步研究。研究内容包括：第一阶段：①黑豆皮与黑豆仁对酵母菌繁殖的影响；②黑豆皮乙醇粗提物对酵母菌繁殖的影响；③黑豆皮乙醇粗提物对酵母菌酒精产量的影响；④黑豆皮乙醇粗提物对酵母菌细胞结构的影响。第二阶段：①反转录 PCR 法测定黑豆皮乙醇提取物对酵母菌乙醇脱氢酶基因表达的影响；②黑豆皮乙醇粗提物活性成分分离鉴定；③黑豆皮乙醇粗提物活性成分对酵母菌功效的验证。

3 课题摘要

黑豆作为药食两用植物，近年来越来越受到食品和药品行业研究人员的关注。目前的工作主要集中在体外抗氧化活性的证明和活性物质的提取及成分分析上，对其生物学效应研究较少，黑豆皮提取物对酵母菌的作用未见报道。

本实验以黑豆作为实验材料，以酵母菌为实验对象，尝试研究黑豆皮乙醇提取物对酵母菌繁殖和乙醇发酵的影响，并对机理进行初步研究。

研究发现，黑豆皮及其乙醇粗提物对酵母菌繁殖均有明显的促进作用。

酵母菌培养 5 天后，用气相色谱测定对照组和实验组培养液中的乙醇含量，添加了黑豆皮乙醇粗提物的各组中乙醇含量均高于对照组，其中，添加粗提物浓度为 $0.2\,g/L$ 的实验组乙醇产量最高。说明黑豆皮乙醇粗提物能够提高酵母菌乙醇产量，并能提高酵母菌的乙醇耐受能力。

冷冻干燥培养 5 天的酵母菌样品，于扫描电镜下观察，发现对照组菌体普遍变大，且变形或破裂，小细胞少，而实验组酵母菌大细胞少，小细胞多，且细胞结构完整，说明该提取物能在高浓度乙醇环境下保护细胞结构，延缓细胞变大衰老，从而延长细胞寿命。

乙醇脱氢酶是酵母菌发酵过程中促使乙醛转化为乙醇的关键酶。实验组（加 $0.2\,g/L$ 黑豆皮提取物）和对照组两组酵母菌培养 17\,h 后，采用 RT－PCR 的方法对酵母菌乙醇脱氢酶（ADH）的 mRNA 表达进行检测，凝胶电泳结果表明：黑豆皮粗提物实验组的乙醇脱氢酶基因表达均高于对照组，说明黑豆皮乙醇粗提物可以提高乙醇脱氢酶基因 mRNA 的表达水平，从而促进酒精发酵过程。

制备型 HPLC 对粗提物进行纯化，并经过质谱和核磁共振鉴定活性成分为矢车菊素-3-O-葡萄糖苷，计数得出该活性成分在黑豆皮中含量为 0.166%。

本研究首次证明黑豆皮活性成分矢车菊素-3-O-葡萄糖苷能够促进酵母菌繁殖，促进其乙醇发酵过程，实验结果显示，黑豆皮乙醇提取物在酵母菌乙醇发酵工业方面具有很好的开发前景。

案例 2　龙葵果实促进酸奶发酵研究

作者：华东师范大学第二附属中学 2023 届戴希越

1　研究目的

通过对添加不同浓度龙葵和黑枸杞酸奶的各种营养成分检测，试图证实能否通过添加微量龙葵或黑枸杞成分来促进乳酸菌的发酵过程，产生更多的功能性物质，繁殖更多的乳酸菌，从而为生产优质酸奶提供依据和借鉴。

2 课题缘起

酸奶是老幼皆宜的乳制品，营养丰富，利于吸收，能调节胃肠功能，促进消化。黑枸杞是被称为花青素之王的抗氧化保健食品，我喜欢喝酸奶，可是外婆和妈妈都喜欢喝黑枸杞茶，我想如果把两者的优势整合起来，制作一种黑枸杞酸奶就具有了一举两得的效果。后来偶然发现一种外形和黑枸杞很像的黑色果实——黑黝黝，学名叫龙葵果，突发奇想——制作添加两种黑色果实的酸奶，哪一种营养更加丰富，更利于健康呢？乳酸菌更喜欢谁呢？我猜想应该更喜欢花青素之王黑枸杞。于是就展开了研究。

3 研究流程

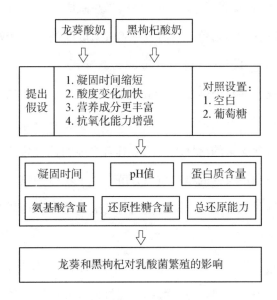

4 课题简介

酸奶添加水果不仅使得酸奶增加了风味，而且也增加了酸奶的营养价值。文献表明黑色食品因含有花青素等物质而具有抗氧化等保健功能，被称为花青素之王的黑枸杞更是备受青睐，分布广泛的龙葵（俗称黑黝黝）果实也是黑色，本项目试图研究这两种植物果实加入到酸奶中对酸奶发酵过程的影响，探究两种黑色物质能否提高酸奶的营养价值。

本研究分别用 0.2%、0.4%、0.6% 的龙葵和黑枸杞干果粉的牛奶浸提液 95 mL，接种 5 mL 酸奶后培养，与空白酸奶和同浓度葡萄糖酸奶对照，选择凝固时间、酸碱度变化、还原性糖、蛋白质、氨基酸含量以及总抗氧化能力 6 个指标进行检测，并用 t-检验比较差异显著性。用 MRS 液体厌氧培养法于 38℃培养乳酸菌 48 h，检测各组乳酸菌总质量。结果表明：(1) 三种浓度的龙葵酸奶凝固时间最短（4 h），黑枸杞较短（约 5 h）。(2) 龙葵能加快酸奶 pH 值降低速率（4 小时降到 4.6，对照组降到 5.1）。(3) 龙葵酸奶和黑枸杞酸奶中还原性糖含量高，都能显著提高酸奶的总抗氧化活性，并且龙葵酸奶蛋白质含量、氨基酸含量均高于其他各组。(4) 龙葵能促进乳酸菌繁殖，本研究中 0.4% 浓度的龙葵酸奶乳酸菌含量最高，达到 0.09 g/10 mL（对照组 0.02 g/10 mL）。

本研究发现龙葵对于酸奶的凝固起到促进作用，能够缩短培养时间，提高生产效率，降低能量消耗，并且龙葵酸奶中含有更多蛋白质、氨基酸和还原性糖，富含更多的活性乳酸菌，具有更高的抗氧化能力。添加龙葵的酸奶中乳酸菌利用较少的蛋白质，分解产生了更多的氨基酸，即蛋白质生成氨基酸的转化率增高了，从而使得龙葵酸奶总体蛋白质和氨基酸含量均增高，营养更加丰富。

龙葵分布广，生命力强，产量高，便于采摘（黑枸杞枝上有刺），相对于黑枸杞具有很多优势，龙葵酸奶有很好的开发应用前景。

第3节　以酵母菌为模式生物进行种群关系研究

案例　基于酵母模型的合作起源初探

作者：华东师范大学第二附属中学 2020 届付愉

1　研究目的

本课题试图用两种不同糖代谢类型的酵母菌初始种群数量差异及环境中葡萄糖量两个变量探究其对混合培养的酵母种群生长情况的影响，从而对合作进化理论进行探究。

2　课题缘起

我在吃饭的时候听人聊起，其实微生物的种群与人类社会有一定相似性，由此想到可不可以把微生物置于某些特定的情况下，看看其发展是否符合人类社会的规律，或是利用微生物模拟人类社会研究一些社会学问题呢？我就想到了在科普书上读到过的生物种群间的合作问题。

生物种群间的合作行为一直是进化生物学的经典问题，*science* 杂志将人类合作的起源列为 125 个前沿问题之一，其中一个核心问题是合作系统的稳定性。在合作的过程中，参与合作的"合作者"势必承担合作代价，根据自然选择学说，相对于坐享其成的"欺骗者"，合作者必然会处于劣势地位，"欺骗者"在种群中的比例会大大上升，导致合作系统不稳定（公地悲剧）。那么在稳定的合作系统中，合作行为是如何在自然选择过程中显示出对欺骗者的优势的呢？

经过文献查阅，我得知酵母菌可以直接以葡萄糖作为碳源，不能以蔗糖为碳源，但可以分泌一种蔗糖酶，将蔗糖转化为葡萄糖。我便基于此构建了一个微生物模型：以正常的酵母作为合作者，以敲除控制合成蔗糖酶基因的缺陷株酵母为欺骗者，并将其混合培养，探究可能的影响因素，即合作者和欺骗者的比例、初始公共资源数量对合作系统最终结局的影响。

3 研究流程

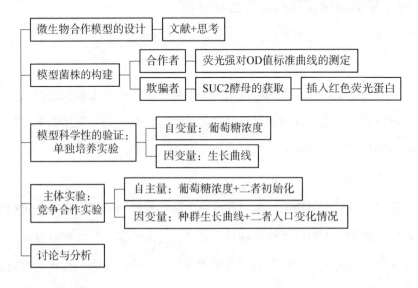

4 课题简介

很多生物种群都能通过合作行为来更好地繁衍生存，但合作者要付出额外的代价导致其处于竞争劣势。本课题试图用两种不同糖代谢类型的酵母菌初始种群数量差异及环境中葡萄糖量两个变量探究其对混合培养的酵母种群生长情况的影响，从而对合作进化理论进行探究。

本实验首先通过文献阅读和自身思考，建立微生物模型，描述一个合作情境。其中"合作者"为带有绿色荧光蛋白的野生型酵母 Zim17 - GFP，可以产生蔗糖酶，将蔗糖转化为可直接利用的葡萄糖；"欺骗者"为 suc2 基因（蔗糖酶基因）缺失株 MYA1168，无法转化蔗糖；"公共物品"为葡萄糖。通过单独培养实验验证了模型的合理性。

测定了"合作者"荧光蛋白与光密度间的标准曲线，为后续实验荧光强度与稀释倍数间的计算奠定基础。Zim17 - GFP 的荧光强度（y）与 OD

（x）间关系使用二次函数关系拟合精度较高（$y=5\,070.1x^2+10\,313x-2\,320.7$，$R^2=0.991\,1$），但由于本实验中主要涉及定性分析，为了简化计算近似采用线性拟合：$y=17\,790x-4\,309$，$R^2=0.984\,6$。

正式实验部分将"合作者"和"欺骗者"以不同的初始比例分别在无葡萄糖、含 0.5％葡萄糖和含 2％葡萄糖的培养基中（所有培养基中均加有 2％蔗糖）混合培养。通过 OD600 监测种群生长情况，用过荧光强度测定了"合作者"的生长情况，并基于酵母种群的生长情况及"合作者"的生长情况定性推断欺骗者的生长情况。对数据做初步的定性分析得出了以下结论和猜想：

结论一：当环境中的葡萄糖含量越少时，菌群达到平台期时"合作者"在种群中所占比例越高。提示在混合人口中，越是恶劣的、缺乏"公共物品"的环境，"合作者"的适应度越高。

结论二：无论是合作者还是欺骗者，当环境中出初始葡萄糖量不足时，无论是合作者还是欺骗者，其生长情况与其初始占比呈反相关。

猜想一：系统很有可能有一个平衡点，且达到该平衡点时的二者比例只与环境中的初始葡萄糖量有关，与二者初始比无关，而这个平衡点很有可能是本课题的纳什均衡点。

本课题基于酵母基因差异导致的糖代谢不同的事实建立合作模型，用生物学手段研究非生物学问题，并得出了一些关于合作进化独特的结论。

第4节 以微生物作为环境评价指标

案例1 上海潮滩湿地土壤微生态比较研究及健康评价体系的构建

作者：华东师范大学第二附属中学李竹君、翟宇、忻喆

1 研究目的

利用土壤微生物生态调查的方法，结合理化指标，分析比较上海几个河口样地的污染状况，并尝试通过统计分析建立土壤健康状况多因子评价体系。

2 课题缘起

上海是长江口上的城市，湿地丰富，尤其崇明东滩湿地是鸟类的天堂，但是上海是历史上的工业重镇，码头众多，带来的污染日益严重，我们想比较一下不同地点的海边滩涂污染状况，为环境检测和治理提供帮助。

3 项目简介

本研究从湿地土壤微生物生态的角度入手对上海河口湿地的几个样地进行了比较研究，对研究结果进行了 T‑检验和相关性统计分析，研究结果表明，所调查的六个样地（外高桥、三岔港、三甲港、南汇东滩、浦东国际机场附近、崇明东滩）间 pH 值，湿地土壤微生物数量，过氧化氢酶和脲酶的活性均不相同，差异达到显著或极显著水平；测定了各个湿地土壤中重金属 As、Cd、Hg、Pb、Cr、Cu 和全氮全磷含量，通过相关性分析比较得出湿地土壤中微生物总数与重金属含量之间均呈负相关，与全 N 呈正相关，而与全 P 呈负相关。其中微生物总数与 Cr、Cu、N 三种元素相关性达到极显著水平（＊＊），并用基于层次分析法进行赋权的灰关联度

综合评价法对各样地的健康状况进行了评价，建立起上海河口湿地健康状况的多因子综合评价体系。以上海潮滩重金属背景值为标准、灰色关联度为模型，用 Visual Basic 语言编写计算机程序把六个湿地按照它们的健康状况分为三个等级，并用此程序测得南汇滩涂、浦东国际机场及崇明东滩为一级，即未污染；外高桥、三甲港为二级，即轻度污染；三岔港为三级，即重度污染。

案例2　保护"地球之肾"科技活动

作者：华东师范大学第二附属中学生物教师吕秀华

1　活动背景

湿地是地球上独特的自然生态系统，具有独特生物多样性和生态景观，是人类社会赖以生存和发展的重要自然资源之一。很多珍稀水禽的繁殖和迁徙离不开湿地，因此湿地被称为"鸟类的乐园"；湿地具有强大的生态净化作用，能降解水中各种沉积物、化学污染物，因而又有"地球之肾"的美名。

上海在中国的版图上占据着独特的地理位置，位于长江口冲积平原上，地势低洼、河网密布，拥有广阔的湿地，被喻为"建在湿地上的都市"。目前上海的自然湿地主要分布在崇明东滩（2001 年列入《湿地公约》国际重要湿地）、九段沙、大小金山三岛、南汇边滩等处，面积共约 376 平方公里，占上海陆地总面积的 5.93％。

湿地对人类如此重要，但几十年来，随着自然变迁和人为因素的影响，我国湿地面积急剧减少，许多湿地已被蚕食殆尽，有的甚至成为"干地"。上海近海海域属典型江海河口生态系统，然而随着经济的快速发展，城市规模的不断扩大，上海海域环境也面临越来越大的压力，主要是经济的发展、工业的发展导致湿地不同程度的污染。

国家林业局调查结果显示上海湿地资源正面临四大威胁：过度开垦改造导致湿地功能消退；湿地自然资源的过分利用以及外来生物入侵可能导致湿地生物多样性的消退；上游水资源恶化和城市排污使湿地水体受到富营养化和赤潮威胁；湿地的管理体系尚未理顺给湿地保护带来不便。

湿地的重要性不言而喻，湿地保护迫在眉睫，与我国湿地保护的紧迫性不相适应的是，人们对湿地价值的认识十分欠缺，有调查显示，很多大学生都不知道湿地包括什么，更谈不出湿地的作用了。目前，国内高校的本科教育中难以见到湿地专业，只有到了研究生阶段，才会在相关专业中涉及到湿地的研究。湿地与森林、海洋并称为全球三大生态系统，我国高校在自然生态环境方面的课程大多定位于森林与海洋生态系统，将课程定位于湿地生态系统的教学机构却屈指可数。所以要保护湿地，首先要广大公众认识、了解、关注湿地，尤其是在青少年中普及湿地知识，关注湿地的生态状况，从而保护生态环境，形成良好的生态意识和生态道德。

2　活动目标

湿地保护需要公众的参与，而公众只有在了解湿地的重要性后，才会自觉地保护湿地。本活动以生物兴趣小组为活动主体，高二同学参与，在老师的指导下，查阅资料，了解湿地定义、湿地类型及分布；了解湿地功能以及上海湿地生态状况等。在掌握相关知识后，展开课题研究，培养学生探究能力，参与广泛宣传，建立环保意识，具体如下：

（1）普及湿地知识。

（2）培养学生调查研究、完成调查报告的能力。

（3）培养学生分工合作能力。

（4）广泛宣传湿地知识，呼吁保护湿地环境，保护地球之肾。

（5）树立关注环境，保护环境的意识。

（6）增强社会责任感和主人翁意识，实现自觉遵守生态道德。

3 活动方案

3.1 活动内容

（1）了解湿地：湿地及其微生物丰度的相关知识的收集整理、交流宣传；

（2）考查湿地：考查上海市重要湿地，对比保护区和非保护区湿地的宏观生态状况、利用情况；

（3）研究湿地：活动小组针对微生物多样性作进一步研究；

（4）活动结果宣传展示；

（5）活动总结。

3.2 活动重点与难点及解决办法

3.2.1 重点：收集资料了解湿地常识；考查湿地加深对湿地功能和现状的了解；宣传保护湿地。

3.2.2 难点：考察湿地时受天气、潮水、交通工具的限制，且湿地分散，不能一次完成。

3.2.3 解决办法：提前了解气候地理状况，事先选好有代表性的湿地作为考察点，分批分期考察。

3.3 活动过程

按所述活动内容，具体活动过程如下：

3.3.1 活动启动

在开学初，由生物社团发起，校内张贴海报，制作展板，同时利用学生电视台或校园广播，向全校宣传湿地重要性及面临的威胁，宣布"关注湿地，保护地球之肾"科技实践活动正式启动，呼吁全校师生共同来关注湿地，保护湿地。

3.3.2 了解湿地

（1）在老师的指导下，通过因特网、听讲座、观看视频影片、看报纸或电视报道、图书馆查阅等形式，多渠道，多途径，全方位获得湿地及微生物丰度的相关资料，并以每 3 个人为一个小组，把搜集查阅的资料经过筛选整理完成综述性质的报告，并做成 PPT，在社团内以及班级内交流。

（2）利用社团节时间，开展"了解湿地，关注湿地，保护湿地"知识竞赛活动，竞赛题目可以以设置稿件投递箱、电子邮件、亲自提交等方式征集，在学生自出题目和比赛的过程中，自然会加深对湿地的了解。

（3）利用课余时间，各小组走访上海市各个与湿地和环境有关的城市管理部门以及城市建设部门，了解上海湿地的利用情况，以及国家和上海市的有关保护湿地和环境的法律法规。

（4）小组在调查研究的基础上完成调查报告，在班级和社团内部交流。

3.3.3 考察湿地

上海崇明东滩湿地已于 1992 年被列入《中国保护湿地名录》，2001 年正式列入"拉姆萨国际湿地保护公约"的国际重要湿地名录；南汇东滩也列入上海市保护湿地。上海现有 100 公顷以上各类湿地 27 块，其中 22％的自然湿地已被纳入自然保护区。湿地养育了近 70％～80％的野生动植物种，是反映城市生物多样性的典型区域，也是城市可持续发展的重要战略空间。建国后，由于社会、经济的快速发展，上海作为全国最大、人口最多的特大城市，土地面积有限，上海地方志资料表明，每年各项建设占用土地为 7.5～10.5 万亩，因此对土地的需求越来越迫切，围涂造地成为促进上海经济发展的一项重要措施，然而，由此造成自然湿地面积急剧减少，生态功能逐步退化。20 世纪五六十年代，以农业和畜牧业围垦为主，七八十年代，以工业和旅游业围垦为主，在湿地减少的情况下，又污染加重，据统计，长江水系每年承载的工业废水和生活污水达 120 多亿吨。同学们经过实地考察，尤其是对保护区湿地和非保护区湿地环境加以对比的情况下，会有切身体会。

（1）统一组织社团学生或学生自发组织，利用周末到崇明东滩、南汇东滩等保护区湿地和吴淞口、川杨河入海口等非保护区湿地进行实地考察（表9-1），使学生认识什么是滩涂湿地，了解上海滩涂湿地的生态状况，通过考察国家级保护湿地"崇明东滩"和非保护湿地的自然景观、生物多样性、人为干扰程度，了解保护湿地的重要性。

表9-1　湿地考察具体地点及地理概况

编号	考察地点	地理情况概述
1	外高桥港区	长兴岛对面，上海船厂旁边
2	三岔港	吴淞口附近，黄浦江入海口
3	三甲港	华夏旅游区，川杨河入海口
4	南汇东滩	浦东国际机场附近
5	崇明东滩	未受干扰的保护区内

（2）在出发之前做好充分准备，3～4人一组，带好数码相机、三脚架、望远镜、GPS、手机铲子、广口瓶、标签、温度计、卷尺、标本夹、地图、小刀、笔、记录本等，一律穿旅游鞋和长裤。夏天带好防蚊防晒用品和雨衣。

（3）对各个考察点进行GPS定位，拍照，采集动植物标本，并采集水样和土样，在每个样点进行五点法随机取样，三次重复，带回实验室进行进一步分析研究。

（4）每小组回来整理资料，撰写心得。选择优秀文章和摄影作品在学校宣传橱窗展出。

3.3.4　研究湿地

在考察湿地的基础上，同学们对上海潮滩湿地有了感性认识，在老师的指导和启发下，进一步展开对湿地的研究，提出研究的子课题，供学生选择研究。

（1）子课题1：关注湿地，为"地球之肾"把脉

要保护湿地，首先要了解湿地现在的健康状况，评价湿地的健康状况是目前国际国内研究的热点领域，启发学生用不同的评价指标和评价标准来评价湿地的健康状况，培养学生的创新意识。

供选择课题示例：①上海潮滩湿地水体污染状况调查；②湿地沉积物中重金属含量与湿地健康的关系；③湿地沉积物微生物区系与湿地生态健康；④利用湿地沉积物酶活性评价湿地健康状况；⑤湿地原生动物与湿地健康。

（2）子课题2：湿地的保护、恢复与利用

湿地一旦划归保护后，便会存在保护与利用的矛盾，如何既不破坏湿地的健康又能利用湿地的价值，是非常值得研究的课题。

供选择课题示例：①探索湿地保护的有效途径；②世界各国湿地保护政策与措施；③湿地保护与开发利用。

（3）子课题3：人工湿地的构建及其有效利用

自然湿地面积有限，且受地理位置的限制，人工湿地弥补了自然湿地的这些缺点，引导学生参与城市建设规划以及城市代谢废物的处理问题的思考。

供选择课题示例：①人工湿地的类型及功能；②人工湿地沉积物内微生物与其功能的关系；③人工湿地种植植物与种植方式与其功能的关系；④计算机辅助人工湿地模型系统开发。

4　活动结果展示宣传

（1）每个研究小组或个人在网上创建Blog，定期上传研究记录、研究进程、研究心得、实验照片，交流经验，探讨实验中遇到的问题，展示研

究成果。

（2）研究成果做成展板和宣传卡片，科技节、科技冬令营、科技夏令营活动时放在底楼大厅展示，向同学和老师讲解宣传湿地知识，宣传保护湿地的重要性，并选择优秀成果作专题报告，请有关教师和专家进行点评指导。

（3）开展"保护湿地万家行"宣传活动，各个小组自制湿地宣传资料和问卷，发放给自己家人、亲友、邻居等，等他们完成后回收，统计数量，最后评选出最佳宣传小组，保证活动的有效性。

5 评价方式

评价主体尽量多元化，可以包括学生个人（自我评价）、同学、老师、父母、社区等，分别以活动小组和个人为评价单位，分过程评价和结果评价两个方面（表 9-2），过程评价占 70%，结果评价占 30%，最后评选出优秀课题小组和优秀个人 2~3 个（视参与人数调整），优秀个人由各个小组分别推选一人，然后由个人分别陈述自己在本小组中担任的任务、完成情况、个人在小组活动中起到了怎样的关键作用，最后由全体活动成员投票选举产生。

活动小组评价内容可以包括以下几个方面：

表 9-2 评价方式和内容

过程评价内容	结果评价内容
1 活动计划	1 研究报告（内容/格式/科学性/创新性）
2 活动分工与合作	2 幻灯片制作
3 活动次数	3 宣传资料
4 活动记录（出勤/时间/内容/结果）	4 答辩
5 活动内容与方式的创新性	
6 活动时间分配的合理性	

6 本活动的教育意义

健康、愉快、富有创造性和挑战性的课外活动对青少年来说是一笔财富。科技活动作为集体活动的形式，共同具有的教育意义包括：培养学生参与意识、合作意识、主人翁精神、社会责任感等，而本活动具有的特殊教育意义为：

(1) 生态道德教育：在这个活动中，学生接触大自然，感悟自然之美的同时，人类由于片面追求经济价值而忽略了生态环境的保护，从而造成环境污染、生态失衡、生物多样性丧失等诸多负面影响也自然真实地展示在了同学们面前，这会令他们的心灵震动，使他们感悟到保护湿地、保护自然的重要性，增强社会责任感和主人翁意识，自觉遵守生态道德。

(2) 人与自然和谐发展教育：本活动以湿地这一重要的自然资源为主题，通过组织学生展开对上海重要湿地的调查研究以及对湿地重要性的宣传普及，引导学生和更多的人关注湿地的功能及其现状，培养学生的环保意识，提高其社会责任感。通过亲身体验，使其感悟到人与自然和谐发展的重要性，从而形成正确的自然观，以此指导其行动，也会进一步影响周围更多的人，自觉自愿地成为环境卫士。

参考文献

[1] 肖亮. 我国的湿地资源及保护 [J]. 生物学教学，2002，27 (11)：42-43.

[2] 杨永兴. 国际湿地科学研究的主要特点、进展与展望 [J]. 地理科学进展，2002，21 (2)：111-120.

[3] 武海涛，吕宪国. 中国湿地评价研究进展与展望 [J]. 世界林业研究，2005，18 (4)：49-53.

[4] 崔丽娟，张明祥. 湿地评价研究概述 [J]. 世界林业研究，2002，

15 (6)：46－53.

［5］俞穆清，田卫，孙道玮，等. 湿地资源开发环境影响评价探析［J］.
东北师大学报（自然科学版），2000，32（1）：84－89.

［6］袁峻峰，俞伟东，左本荣，等. 上海的湿地及其保护［C］//中国水
利学会. 上海市湿地利用和保护研讨会论文集. 上海：上海科学技
术出版社，2002：23－31.